Alaa Magdi Eldoctor Soliman
Bahaa Elamir Hawary
Hannan M. Abdelmoneim

Odżywianie małych serc

Alaa Magdi Eldoctor Soliman
Bahaa Elamir Hawary
Hannan M. Abdelmoneim

Odżywianie małych serc

Ocena stanu odżywienia u dzieci z wrodzonymi chorobami serca

Wydawnictwo Bezkresy Wiedzy

Cover image: www.ingimage.com

This book is a translation from the original published under ISBN 978-620-0-46829-1.

Publisher:
Wydawnictwo Bezkresy Wiedzy
is a trademark of
Dodo Books Indian Ocean Ltd., member of the OmniScriptum S.R.L Publishing group
str. A.Russo 15, of. 61, Chisinau-2068, Republic of Moldova Europe
Printed at: see last page
ISBN: 978-620-0-81799-0

Odżywianie małych serc

STRESZCZENIE

Kontekst i cel :

Wiadomo, że dzieci z wrodzoną chorobą serca (CHD) są w dużym stopniu narażone na ograniczenie odżywiania i wzrostu. Ten związek jest wieloczynnikowy. W naszych badaniach przeprowadzonych na oddziale pediatrycznym Szpitala Uniwersyteckiego w Asuanie, we współpracy z Asuan Cardiac Center, staraliśmy się ocenić stan odżywienia dzieci z różnymi rodzajami wrodzonych chorób serca.

Celem naszego badania jest wykrycie czynnika, który przyczynia się do niedożywienia u dzieci z różnymi rodzajami chorób serca i próba dostarczenia praktycznych zaleceń zarówno dla ogólnej świadomości, jak i możliwych interwencji żywieniowych u dzieci z chorobami serca. Wsparcie żywieniowe dla tej specyficznej populacji poprawia parametry wzrostu i rozwoju, a także promuje lepsze wyniki chirurgiczne.

Projekt studium: Było to studium obserwacji kontroli przypadków.

Materiały i metody: Badanie to zostało przeprowadzone na 100 dzieciach, z których 50 było z

(grupa pacjentów), zostali zatrudnieni w Klinice Kardiologii Dziecięcej Asuańskiego Centrum Kardiologicznego w okresie od (marzec - sierpień 2016). Grupa 50 pozornie zdrowych dzieci w tym samym wieku i płci reprezentowała naszą grupę kontrolną. Choroba wieńcowa została rozpoznana lub wykluczona na podstawie badań klinicznych, echokardiogramów i innych rutynowych badań.

Wszystkie dzieci przeszły pełny wywiad lekarski, udokumentowano kliniczną i laboratoryjną ocenę ich stanu odżywienia. Pomiary antropometryczne i masa według wieku (WAZ) Wyniki Z, masa według Wysokość (WHZ) i wysokość dla wieku (HAZ) zostały obliczone. Niedożywienie zdefiniowano jako masę ciała, wzrost i masę ciała/wysokość Z-score ≥ 2.

Porównano dwie główne grupy badawcze (kontrole i przypadki) oraz dwie podgrupy (jedna grupa cyjanowa i jedna grupa cyjanowa). Zmienne ciągłe zostały wyrażone jako średnia i odchylenie standardowe, a także jako mediana i przedział. Różnice zostały uwzględnione w $p<0,05$.

__Wyniki: Stwierdziliśmy__, że istnieje pewne ograniczenie w rozwoju dzieci z chorobą wieńcową w porównaniu z z normalnymi dziećmi w tej samej grupie wiekowej. Pogorszenie wzrostu, czyli utrata masy ciała, a nie brak wzrostu, było najczęstszym rodzajem niedożywienia w naszych badaniach. Nie ma związku pomiędzy złożonością serca, klasyfikacją (cyjanotic vs. cyjanotic) a zmiennymi, które obejmują parametry wzrostu. Ścisły nadzór żywieniowy powinien być włączony rutynowo dla wszystkich dzieci z chorobą wieńcową, niezależnie od ich klasyfikacji sercowej. Wiek w momencie zabiegu korekcyjnego wpływa na odżywianie się i potencjał wzrostu.

__Słowa kluczowe :__

Wrodzona choroba serca, niedożywienie, żywienie immunologiczne, żywienie w chorobie wieńcowej serca

Nagrody

Cała chwała należy się Bogu, Wszechmogącemu, Litościwemu i Miłosiernemu, który dał mi siłę i oświecenie do tego zadania. Nigdy nie zapłacę mu tego, co mu się należy. Pokój i miłosierdzie być do Twojego proroka Muhammada, lidera naszej drogi.

Jestem głęboko wdzięczny i pragnę wyrazić moją szczerą wdzięczność dla ***prof. dr Hanana M. Abdelmoneima*** za pomoc w wyborze tego interesującego tematu. Zdecydował także o głównym projekcie i projekcie studia. Chciałbym docenić jego rolę w moim szkoleniu w zakresie analizy i interpretacji danych. Dziękuję za skrupulatny i dokładny przegląd pracy i wskazówki.

Szczególne podziękowania dla ***Dr. M. Bahaa Elamira Hawary*** za rolę w przygotowaniu przedłożonego protokołu, za nadzór i entuzjastyczne zachęcanie do całej próby.

Chciałbym podziękować Dr. ***Sherien M. abd-Elsalam i Dr. Walaa Ibrahim z*** Centrum Serca w Asuanie oraz Dr. ***Ahlam M. Hafez z Wydziału Pediatrii*** Szpitala Uniwersyteckiego w Asuanie za ich wsparcie, zrozumienie i przyjazne nastawienie. Zawsze były one bardzo pomocne i pouczające.

Na koniec muszę wyrazić moją głęboką wdzięczność moim rodzicom, mojemu mężowi, moim dzieciom i przyjaciołom za ich nieustanne wsparcie podczas całego procesu badań i pisania tej pracy. Ten wynik nie byłby możliwy bez nich.

Dziękuję, sir.

Indeks

ROZDZIAŁ 4: PRZED- I POOPERACYJNE WSPARCIE ŻYWIENIOWE

ROZDZIAŁ 5: JAKA JEST NAJLEPSZA ŚCIEŻKA KARMIENIA?

ROZDZIAŁ 6: OGRANICZENIE WZROSTU CHD

ROZDZIAŁ 7: ODŻYWIANIE ODPORNOŚCIOWE

ROZDZIAŁ 8: ASPEKTY PRAKTYCZNE I PORADY DLA RODZINY

Lista tabelek:

DYREKTORIA

Lista akronimów

A.S.P.E.NA	American Society of Parenteral and Enteral Nutrition
AHA	American Heart Association
ARFA	Ostra niewydolność nerek
	Wskaźnik masy
BMI	Body Canterbury Community Pharmacy Group
CCPG	Wrodzona choroba serca
CHDC	Zastoinowa niewy dolność serca
ECMOE	Membranowe natlenianie pozaustrojowy
FR	Żywienie enteralne
ESPEN	Europejskie Towarzystwo Odżywiania klinika
ESPGHAN	Europejskie Towarzystwo Pediatryczne Gastroenterologia, hematologia i żywienie
HLHS	Plastikowa Czkawka Zespół lewego serca
IC	Kalorymetria pośrednia
NGN	Sonda żołądkowa
PGE1	Prostaglandyna dożylna
PICUI	Oddział Intensywnej Terapii
NP	Żywienie parenteralne
REE	Koszty energii w stanie spoczynku
SCCM	Towarzystwo Medycyny Krytycznej
GFMS	Globalna subiektywna ocena
SGNAS	Subiektywna ocena żywienia globalnego
TBW	Całkowita woda w zbiorniku
TEE	Całkowite wydatki na energię
V-A	Weno-arterial
VCO2	Ilość wyprodukowanego dwutlenku węgla
VO2	Objętość zużytego tlenu
VSD	Wady przegrody międzykomorowej
V- V	Veno-venous
WHO	Światowa Organizacja Zdrowia

Wprowadzenie

Wrodzona choroba serca (CHD) jest poważnym problemem zdrowotnym. Dotyczy to od 0,3% do 1,5% wszystkich ciąż. Wiadomo, że dzieci z chorobami serca wykazują wyraźne spowolnienie wzrostu w porównaniu do dzieci zdrowych w tej samej grupie wiekowej ***(Rebecca Mitting, 2015).***

Wiadomo również, że chirurgia i obciążenia związane z przewlekłą chorobą i niewydolnością serca powodują znaczny stres metaboliczny i żywieniowy. Ponadto, nieodpowiednie spożycie składników odżywczych pooperacyjnych utrudnia przywrócenie normalnych parametrów wzrostu ***(Rebecca Mitting, 2015).***

Zrozumienie stopnia ograniczenia wzrostu, rodzaju trudności w karmieniu, klasyfikacji/diagnozy kardiologicznej i przedoperacyjnej interwencji żywieniowej u dzieci z chorobą wieńcową jest pomocne w restrukturyzacji odpowiednich interwencji klinicznych ***(Claire, 2015).***

Częstość występowania zgłaszanego niedożywienia waha się od 27% do 90% w krajach rozwijających się, gdzie częstość występowania zaniku jest wyższa. Pomimo postępu w praktykach kardiochirurgicznych i poprawy planowania operacji kardiochirurgicznych, najnowsze badania wskazują, że populacja ta pozostaje niedożywiona ***(Daymont, 2013).***

Wzrost przed chwiejną hospitalizacją i niskie parametry wzrostu są zwykle związane z dłuższymi pobytami w szpitalu i powtarzającymi się hospitalizacjami. Badania przesiewowe i monitorowanie żywieniowe mogą wykryć osłabienie wzrostu, zapewnić dostęp do wczesnych interwencji żywieniowych i poprawić wyniki pacjentów. ***(Claire, 2015)***

Ważne jest, aby dokładnie ocenić i poznać potrzeby żywieniowe ciężko chorego dziecka w szpitalu. Zapewnienie odpowiedniego żywienia u tych pacjentów poprzez dwie główne metody (enteralną i pozajelitową) prowadzi do uzyskania lepszych wyników. ***(Jacobs, 2015)***

Zdolność do wzmocnienia i modulowania aktywności układu odpornościowego poprzez specyficzne interwencje żywieniowe nazywana jest immuno-odżywianiem. Kiedy przepisywana jest konkretna dieta, należy wziąć pod uwagę, że składniki odżywcze nie są tylko elementami wpływającymi na wzrost organizmu. Mają one również kluczową siłę, która poprawia zdrowie całego organizmu poprzez zdolność do regulowania układu odpornościowego ***(Roberto Berni Canani, 2014).***

Można uniknąć ograniczeń żywieniowych i niedożywienia u dzieci z wrodzonymi chorobami serca. Głównymi obszarami profilaktyki są zakłócenia żywieniowe (spożycie doustne lub wspomaganie żywieniowe) oraz ścisły monitoring. Dobrze tolerowana interwencja żywieniowa pomaga promować przyrost masy ciała ***(Piyagarnt, 2014)***.

CEL PRACY:

Celem tego badania jest ocena zahamowań kaskaderskich u niemowląt i dzieci z chorobami serca oraz zbadanie zależności między zahamowaniami kaskaderskimi, trudnościami w karmieniu, klasyfikacją kardiologiczną i interwencją żywieniową w uzyskanych wynikach.

Cele :

Główne cele: określenie czynników wpływających na zatrzymanie akcji serca u niemowląt i małych dzieci z chorobami serca.

Cele drugorzędne: wyciągnięcie wniosków i przedstawienie propozycji protokołu, który może być stosowany w przypadkach dziecięcej choroby wieńcowej w Szpitalu Dziecięcym Uniwersytetu Asuańskiego (Egipt).

ROZDZIAŁ 1

KONTEKST KARDIOLOGII

Definicja wrodzonej choroby serca (CHD) :

Wrodzona choroba serca jest nieprawidłowością w budowie anatomicznej serca i związanych z nim naczyń i zastawek. Nieprawidłowości te są obecne przy urodzeniu i częściej w dzieciństwie. Wady rozwojowe przejawiają się w wielu różnych formach klinicznych, od braku znaczenia klinicznego do ich fizjologicznego i hemodynamicznego. Nieprawidłowości te można sklasyfikować głównie jako cyjanotyczne (od prawej do lewej) lub cyjanotyczne (od lewej do prawej) ***(NHLBI, 2011).***

Etiologia choroby wieńcowej serca:

Cytowano go za czynniki genetyczne, chromosomalne. Wady wykazały również silny związek z epidemiologią jako czynniki sprzyjające. Choroba wieńcowa jest wykrywana w okresie prenatalnym, zwłaszcza w badaniu echokardiograficznym płodu (u matek z ciążami wysokiego ryzyka lub gdy istnieją związane z nią czynniki ryzyka choroby wieńcowej u płodu), lub jest zwykle wykrywana po urodzeniu z klinicznym objawem sinicy, nieprawidłowym wzorcem oddychania, szmerem serca lub opóźnieniem wzrostu ***(Roman, 2011).***

Częste choroby wieńcowe, które mogą mieć konsekwencje żywieniowe

Niedożywienie występuje u dzieci z wrodzoną chorobą serca, bez względu na charakter nieprawidłowości serca oraz istnienie lub brak sinicy.

Dzieci z wrodzonymi chorobami serca są predysponowane do niedożywienia z wielu powodów, w tym z powodu zwiększonego zapotrzebowania na energię, zmniejszonego zużycia energii, lub obu tych przyczyn ***(Anan, 2014).***

Wykazano, że u niedożywionych dzieci po zaburzeniach czynności przegrody międzykomorowej (VSD) występuje 40% wzrost całkowitych wydatków na energię (TEE). Ponadto, choroba wieńcowa charakteryzująca się zastoinową niewydolnością serca lub zwiększonym obciążeniem pleców (nadciśnienie płucne lub koarktacja aortalna) często prowadzi do zwiększonego wydatku energetycznego. ***(leitch, 2000)***

Dzieje się tak dlatego, że serce musi pracować znacznie ciężej, aby pompować wystarczającą ilość krwi do metabolizmu organizmu. Kolejną przyczyną zwiększonego tempa metabolizmu obserwowanego u dzieci z chorobami serca jest skład ciała. Zwiększone wydatki na energię przy zmniejszonym zużyciu kalorii spowodują, że mniej energii będzie dostępne na odkładanie się tłuszczu. W rezultacie będą one miały znaczny procent chudej/ubożałej masy ciała, co będzie miało tendencję do zwiększania ich podstawowego tempa metabolizmu. ***(Piyagarnt, 2014)***

Przewlekłe niedotlenienie wpływa również na wzrost, powodując anoreksję, co prowadzi do nieefektywnego przetwarzania składników odżywczych na poziomie komórkowym. Nadciśnienie płucne i wiek dzieci w prezentacji są innymi czynnikami, które mogą powodować niedożywienie u dzieci z wrodzoną chorobą serca ***(Rabab HB, 2008).***

Anatomia i nasilenie anomalii sercowej są bezpośrednio związane ze zwiększonym zapotrzebowaniem na energię i ryzykiem niedożywienia. Główne czynniki związane są z sinicą, obecnością lub brakiem zastoinowej niewydolności serca (CHF) oraz współistniejącym nadciśnieniem płucnym. Dzieci z zastoinową niewydolnością serca są często cieńsze i młodsze od dzieci bez chorób serca ***(Piyagarnt, 2014)***.

Cyjanotyczny przeciwko niecyjanotycznej chorobie serca

Wiadomo, że skoki niedożywienia często dotykają pacjentów z nadciśnieniem płucnym. Hipoksja związana z nadciśnieniem płucnym wpływa zarówno na odżywianie, jak i na stan wzrostu. W cyjanotycznej chorobie serca opóźnienie wzrostu jest bardziej prawdopodobne niż eutanazja. Zarówno umiarkowane, jak i ciężkie niedożywienie i zawroty głowy są bardziej powszechne w grupie osób z cyjanotią. Nasilenie niedożywienia i choroby serca naraża tę grupę pacjentów na większe ryzyko zachorowalności i śmiertelności. W związku z tym należy rozważyć wczesną operację korekcyjną i bardziej intensywne leczenie żywieniowe, aby osiągnąć odpowiedni rezultat. ***(American Dietetics Association, 2011)***

Tabela 1: Powszechne wrodzone wady serca, które mogą mieć konsekwencje żywieniowe **(*National Heart, Lung and Blood Institute, 2011*)**

Defect name	*Defining features*
Acyanotic defects	
Ventricular septal defect (VSD)	Abnormal opening in the septum between the two ventricles
Atrial septal defect (ASD)	Abnormal opening in the septum between the two atria
Patent ductus arteriosus (PDA)	Fetal ductus arteriosus fails to close, resulting in shunting of oxygenated blood from the aorta to the pulmonary arteries
Atrioventricular septal defect (AVSD)	Failure of the septum between the two atria and two ventricles to form properly
Cyanotic defects	
Tetralogy of Fallot (TOF)	A constellation of 4 defects: a large VSD, pulmonary stenosis, right ventricular hypertrophy, and an overriding aorta
Pulmonary stenosis (PS)	Narrowing of the pulmonary valve
Pulmonary atresia (PA)	Abnormal formation or absence of the pulmonary valve
Tricuspid atresia (TA)	Abnormal formation or absence of the tricuspid valve
Aortic stenosis (AS)	Narrowing of the aortic valve
Hypoplastic left heart syndrome (HLHS)	Underdevelopment of the left side of the heart, including the mitral and aortic valves, left ventricle, and aorta
Interrupted aortic arch (IAA)	Absence or discontinuation of part of the aortic arch
Coarctation of the aorta (CoA)	Narrowing of the aorta
Transposition of the great arteries (TGA)	Positions of the pulmonary artery and aorta are reversed
Total anomalous pulmonary venous return (TAPVR)	Pulmonary veins incorrectly connect to the right atrium instead of the left atrium
Double outlet right ventricle (DORV)	Both the pulmonary artery and the aorta arise from the right ventricle
Double inlet left ventricle (DILV)	Only the left ventricle is properly developed (underdeveloped right ventricle); both the left and right atria empty into the left ventricle; may also have TGA and VSD
Truncus arteriosus	The pulmonary artery and aorta are combined to form one single great vessel or trunk that override the left and right ventricles

Najbardziej krytyczna wrodzona choroba serca

Grupą o najwyższym współczynniku ryzyka niedożywienia i wymagającą szczególnej uwagi jest zespół hipoplastyczny lewego serca (LHHS), który jest leczony chirurgicznie. Uważa się, że pacjenci "monoventricularni" są związani z większymi problemami z odżywianiem, dietą i wzrostem ***(Davis, 2008)***.

Ta grupa dzieci, ogólnie rzecz biorąc, jest przeznaczona do długiego pobytu w szpitalu z bardziej wątpliwej i labilnej sekwencji pooperacyjnej. Dlatego też wsparcie żywieniowe po pierwszej fazie korekcji paliatywnej (zabieg modyfikowany Norwood) jest często niewystarczające (Li, 2008). Zmniejszenie liczby z-scores według wieku nie mogło zostać rozwiązane po zwolnieniu z pracy ***(Medoff-Cooper, 2011)***.

Utrata wzrostu może utrzymywać się w pierwszym roku życia, dlatego konieczny jest drugi zabieg, czyli zabieg dwukierunkowy Glenna. Niemożność osiągnięcia "powrotu do zdrowia" masy ciała w czasie dwukierunkowego zabiegu Glenna wiąże się zazwyczaj z wysokim ryzykiem nawrotu infekcji i przedłużającej się hospitalizacji ***(Anderson, 2010).***

Ważne jest, aby wziąć pod uwagę wpływ operacji i leczenia na stan odżywienia. ***(Roman Brandis, 2011)***

Tabela 2: Powszechne leki na choroby serca, które mogą mieć żywieniowe *skutki* uboczne ***(Miller-Hoover, 2003)***

Medication Name	*Nutrition-Related Side Effect or Concerns*
Antiarrhythmic	
Amiodarone	Nausea, vomiting, constipation, abdominal pain, anorexia
Lidocaine	Nausea, vomiting
Procainamide	Diarrhea, nausea, vomiting, abdominal pain, anorexia
Anticoagulant	
Warfarin (Coumadin)	Need consistent intake of vitamin K; diarrhea, nausea, GI pain/cramps, anorexia
Diuretics	
Bumetanide (Bumex)	GI cramps, nausea, vomiting, electrolyte abnormalities
Chlorothiazide (Diuril)	Anorexia, nausea, vomiting, electrolyte abnormalities
Furosemide (Lasix)	Electrolyte imbalance, hypokalemia, anorexia
Spironolactone (Aldactone)	Increased serum potassium (potassium-sparing), diarrhea, GI cramps, nausea, vomiting, anorexia, gastritis
Inotropes	
Digitalis (Digoxin)	Nausea, vomiting, anorexia, feeding intolerance, electrolyte imbalance
Dopamine	Nausea, vomiting
Dobutamine	Nausea, vomiting
Epinephrine	Increased myocardial oxygen consumption, nausea, weakness
Pain Control/Sedation/Paralytics	
Fentanyl	Nausea, vomiting
Midazolam (Versed)	Decreased energy needs, nausea, vomiting
Cisatricurium, pancuronium, vecuronium (paralytics)	Decreased energy needs
Vasodilators	
Nitroglycerin	Nausea, vomiting, abdominal pain, dry mouth
Sildenafil	Nausea, diarrhea
Other Medications	
Prostaglandin E1 (Alprostadil)	Diarrhea

ROZDZIAŁ 2

INFORMACJE O WARTOŚCIACH ODŻYWCZYCH

Zapotrzebowanie na energię, niedożywienie i zachorowalność :

Wymagania energetyczne pierwszych miesięcy życia są bardzo ważne dla akumulacji nowych tkanek. W ciągu pierwszych 3 miesięcy, energia potrzebna do wzrostu wynosi około 35
dziennego zapotrzebowania na energię. W wieku 12 miesięcy energia potrzebna do wzrostu spada drastycznie do 3% dziennego zapotrzebowania na energię i pod koniec okresu dojrzewania staje się nieistotna. Wczesne dzieciństwo jest zatem szczególnie krytycznym okresem, w którym upośledzona energia i składniki odżywcze mogą mieć głęboki wpływ na wzrost ***(FAO, 2011).***

Uważa się, że niewłaściwe spożycie kalorii z powodu zmęczenia jest najczęstszą przyczyną niedożywienia u dzieci z chorobami serca. Z drugiej strony, ci, którzy nie zmniejszyli swojego spożycia, są często znacznie niedożywieni. Wskazuje to, że zarówno zwiększona utrata składników odżywczych, jak i wysokie wydatki na energię odgrywają ważną rolę w obserwowanym niedożywieniu ***(Kuip, 2003).***

Wady wchłaniania białka występują istotnie u 50% niemowląt z niewydolnością serca lub sinicą, natomiast sterylizacja jest częstym zjawiskiem u pacjentów z wieńcową chorobą cyjanotyczną ***(Sondheimer, 1978)***. Natomiast ***(Vaisman, 1994)*** podał, że złe wchłanianie tłuszczu nie odgrywa znaczącej roli w populacji CHD. W rzeczywistości, powinowactwo do sterylizacji występuje tylko wtedy, gdy całkowita woda ustrojowa (TBW) jest o 20% wyższa niż normalnie, co może być spowodowane obrzękiem jelit, np. niemowlęta i dzieci ze 120% całkowitej wody ustrojowej wchłaniają tylko 8% słabo połkniętych kalorii. Ten stopień strat energii jest nieproporcjonalny do poziomu wykrytej atrofii.

Tabela 3: Szacunkowe *zapotrzebowanie na energię (EER)*

EQUATIONS TO ESTIMATE ENERGY REQUIREMENT: AGES 0-18 YEARS		
Infants and Young Children Estimated Energy Requirement (kcal/day) = Total Energy Expenditure + Energy Deposition		
0-3 months		EER[a] = (89 x weight [kg] - 100) + 175
4-6 months		EER = (89 x weight [kg] - 100) + 56
7-12 months		EER = (89 x weight [kg] - 100) + 22
13-35 months		EER = (89 x weight [kg] - 100) + 20
Children and Adolescents 3-18 years Estimated Energy Requirement (kcal/day) = Total Energy Expenditure + Energy Deposition		
BOYS	3-8 yrs	EER = 88.5 - (61.9 x age [y]) + PA[b] x [(26.7 x weight [kg])] + (903 x height [m]) + 20
	9-18 yrs	EER = 88.5 - (61.9 x age [y]) + PA x [(26.7 x weight [kg])] + (903 x height [m]) + 25
GIRLS	3-8 yrs	EER = 135.3 - (30.8 x age [y]) + PA x [(10.0 x weight [kg])] + (934 x height [m]) + 20
	9-18 yrs	EER = 135.3 - (30.8 x age [y]) + PA x [(10.0 x weight [kg])] + (934 x height [m]) + 25

***UWAGA:** Równania te dostarczają oszacowania zapotrzebowania na energię. Względna masa ciała (tj. utrata, stabilność, zysk) jest preferowanym wskaźnikiem efektywności energetycznej. a TCE = szacunkowe zapotrzebowanie na energię b PA = źródło współczynnika aktywności fizycznej: tabela ta pochodzi ze współczynnika DRI: patrz http://nap.edu.*

Biochemia kliniczna w chorobie wieńcowej serca:

Utrata elektrolitów wtórna do ostrego i przewlekłego leczenia moczopędnego jest powszechna u niemowląt i dzieci z chorobą wieńcową serca. Cynk i wapń mogą wymagać uzupełnienia w celu uzupełnienia braków lub naprawy spowolnienia wzrostu. Hipokloremia, hiponatriemia i zasadowica przykurczowa są również najczęstszymi konfliktami metabolicznymi i elektrolitycznymi u dzieci z CHD podczas ich pobytu na intensywnej terapii. Niedobór chlorków w niektórych przypadkach jest częsty i często wynika z terapii moczopędnej (ostrej - przewlekłej). Alkaloza metaboliczna i niedobór chlorków występują zazwyczaj przy słabym przyroście masy ciała, anoreksji i słabym wzroście głowy ***(Grossman, 2012)***.

Wcześniaki są szczególnie narażone na niedobór cynku po urodzeniu, ponieważ mają niewielkie rezerwy cynku. Mają one również zwiększone ryzyko niedoboru wapnia i witaminy D; niska waga urodzeniowa dzieci otrzymujących furosemid zostały zgłoszone do krzywicy ***(Chudley, 1980).***

Kliniczny metabolizm w chorobie wieńcowej serca:

W czasach stresu, potrzeby metaboliczne pacjenta wzrastają. Przepływ amin katecholowych powoduje wzrost lipolizy i proteolizy, co zmienia potrzeby żywieniowe dziecka w tym okresie. Okres stresowy choroby różni się od okresu chronicznego głodu. Podobnie jak w przypadku urazu lub sepsy, zwiększa się katabolizm, co prowadzi do zwiększonego metabolizmu podstawowego ze zwiększoną ketogenezą, zwiększonym zużyciem tlenu, glukoneogenezą szkieletową i rozpadem mięśni. Przepływ amin katecholowych w odpowiedzi na stres związany jest ze zwiększonym wydzielaniem insuliny i kortyzolu w surowicy. Podczas hospitalizacji, szczególnie na oddziałach intensywnej terapii dziecięcej, sytuacja staje się bardziej skomplikowana, ponieważ wielu pacjentów jest hospitalizowanych z powodu przewlekłego niedożywienia, a następnie rozwija się ciężka choroba, która prowadzi do ostrego niedożywienia i wysokich wymagań żywieniowych ***(Jacobs, 2015).***

Odpowiedź metaboliczną na operację można podzielić na cztery fazy:

1) Faza adrenergiczna i kortykoidalna
2) Faza abstynencji od sterydów
3) Samoistna faza anaboliczna
4) Faza przyrostu tłuszczu

Czas trwania każdej fazy jest bezpośrednio związany z dotkliwością urazu: faza 1 trwa zazwyczaj 2-4 dni, a faza 2 zazwyczaj 2-3 dni, natomiast czas trwania faz 3 i 4 jest zmienny ***(Koran, 2005)***.

W pierwszej fazie, która rozpoczyna się od indukcji znieczulenia, wzrasta stężenie glukokortykoidów i steroidów mineralnych w surowicy i moczu. Jednocześnie obserwuje się znaczny wzrost poziomu katecholaminy i wydzielania hormonu antydiuretycznego (ADH). Wzrost ADH powoduje wczesną retencję wody, która normalnie trwa 36-72 godziny. Zwiększone wydzielanie glukokortykoidów i steroidów mineralnych, zwłaszcza aldosteronu, a także unikalna reakcja organizmu na urazy i zabiegi chirurgiczne prowadzi do zwiększonej degradacji białka i wysokiego poziomu azotu w moczu. Stosunek potasu do azotu w moczu, który zazwyczaj wynosi trzy mEq potasu na gram wydalanego azotu, wzrasta we wczesnym okresie pooperacyjnym do sześciu mEq potasu na gram wydalanego azotu ***(Koran, 2005)***.

Faza 2 rozpoczyna się zazwyczaj w czwartym dniu pooperacyjnym. W tej fazie produkcja sterydów nadnerczy zaczyna wracać do normy, zwiększa się wydalanie sodu, a wydalanie potasu i azotu w moczu spada. Działanie przeciw moczopędne zazwyczaj się kończy i następuje diureza wodna ***(Koran, 2005)***.

W fazie 3 rozpoczyna się synteza białek, a bilans azotowy przechodzi z ujemnego do dodatniego, rozpoczynając w ten sposób fazę odbudowy anabolicznej. W tym okresie każdy przyrost masy ciała, który ma miejsce, jest zazwyczaj spowodowany syntezą nowych białek ***(Koran, 2005)***.

W fazie 4 wzrost masy ciała jest związany głównie z odkładaniem się tłuszczu. Należy pamiętać, że niemowlęta, ze względu na szybko rosnący szkielet, mają poważniejsze ujemne saldo fosforu niż dorośli. Normalna osoba dorosła ma zapotrzebowanie na 150 kcal niebiałków na każdy podany gram azotu. Stres i uraz prawdopodobnie zwiększają ten wymóg, ale

Dokładny zakres wzrostu tych warunków nie jest znany. Na każdy gram azotu podany po poważnej operacji dzieci prawdopodobnie potrzebują 230 kcal białek ***(Koran, 2005)***.

Chociaż reakcja u niemowląt jest podobna jak u dorosłych, czas trwania każdej fazy jest znacznie krótszy u niemowląt (np. faza 1 trwa tylko 48-72 godziny), a ujemny bilans azotowy może być minimalny, ponieważ synteza białek jest przenoszona z fazy wzrostu do naprawy tkanek ***(Koran, 2005)***.

Tabela 4: Cele **żywieniowe dla pacjentów z pediatryczną chorobą wieńcową serca***: (Hagau N. i inni, 2010)*

Pre-operative neonatal period

- Provide adequate nutrition (preferably via EN) to meet the patient's needs until surgery

Post-operative critical care

- Initiate nutrition support as soon as possible to prevent development/worsening of malnutrition, minimize the loss of LBM, and to support functioning of vital organs
- Avoid refeeding syndrome in the infant with significant malnutrition
- Avoid overfeeding, which can cause difficulty in weaning from the ventilator
- Reduce unnecessary cessation of EN

Step-down/acute care

- Provide adequate nutrition to meet needs and correct nutrient or electrolyte deficiency
- Transition from PN to 100% EN
- Transition EN to oral or combination oral/supplemental EN; develop EN or oral schedule appropriate for home
- Demonstrate age-appropriate or catch-up weight gain and growth
- Parents/caregivers demonstrate competency in delivering appropriate nutrition prior to discharge

Post-discharge/home setting

- Demonstrate age-appropriate or catch-up weight gain and growth
- Demonstrate age-appropriate feeding behaviors

Abbreviations: EN = enteral nutrition; LBM = lean body mass; PN = parenteral nutrition

Zalecenie Amerykańskiego Stowarzyszenia Żywienia Serca (American Heart Association Eating Habitat) :

(AHA,2017)

- Odpowiednia ilość energii (kalorii) jest potrzebna do wspierania rozwoju i wzrostu. Aby osiągnąć lub utrzymać wymaganą masę ciała

- Jeść żywność o niskim poziomie cholesterolu, tłuszcze trans, tłuszcze nasycone, sód (sól) i mniej dodatku cukru.

- W przypadku dzieci w wieku od 2 do 3 lat, całkowite spożycie tłuszczu powinno wynosić od (30 do 35) procent kalorii. Dzieci i młodzież (4-18 lat) powinny otrzymywać (25-35) procent kalorii. Zaleca się, aby większość tłuszczów otrzymywana była ze źródeł wielonienasyconych i jednonienasyconych kwasów tłuszczowych, takich jak (oleje roślinne, orzechy i ryby).

- Wybierz różne źródła żywności, aby uzyskać wystarczającą ilość białka, węglowodanów i innych suplementów diety. Jedz tyle kalorii, aby utrzymać zdrową wagę dla swojego wzrostu i ciała. Dzieci w różnym wieku powinny wykonywać co najmniej 60 minut aktywności fizycznej dziennie.

-"Całogatunkowe, wysokowłókniste" pieczywo gumowe i zboża lepsze niż "rafinowane" produkty zbożowe. Zalecane spożycie zbóż (2 uncje na dzień dla dziecka w wieku 1 roku) do (7 uncji na dzień dla dziecka w wieku 14-18 lat)

Zalecane spożycie owoców dla dzieci waha się od (1 kubek dziennie, 1-3 lata) do (2 kubki dla dziecka w wieku 14-18 lat). Zalecane zakresy spożycia warzyw to (¾ filiżanki dziennie w najwcześniejszym wieku) do (3 filiżanki dla dziecka w wieku 14-18 lat). -Zapotrzebowanie na mleko dla dzieci wynosi około 2 filiżanek mleka lub podobnych produktów dziennie w wieku od 1 do 8 lat. Dzieci w wieku od 9 do 18 lat potrzebują około 3 kubków.

Szacunkowe zapotrzebowanie na kalorie dla dzieci waha się od (900 dziennie dla 1-letniego dziecka) do (1800 dla 14-18-letniej dziewczynki) i (2200 dla 14-18-letniego chłopca).

Ten model żywności wspiera normalny wzrost i rozwój dzieci i młodzieży. Zapewnia odpowiednią ilość energii całkowitej i spełnia lub przekracza zalecane dzienne budżety dla wszystkich składników odżywczych u dzieci i młodzieży ***(AHA,2017).***

ROZDZIAŁ 3

JAK OCENIAĆ STAN ODŻYWIENIA

Przegląd

Istnieje kilka sposobów oceny stanu odżywienia pacjentów pediatrycznych. Sposoby te są klasyfikowane subiektywnie i obiektywnie. Po pierwsze, sekcja "obiektywna" podzielona jest na dwa ogólne moduły oceny, "pomiary antropometryczne" kształtu ciała i pomiar poziomu "białka surowicy". Po drugie, sekcja "subiektywnej" oceny obejmuje "kwestionariusze" integrujące zarówno (subiektywne dane dotyczące wywiadu lekarskiego pacjenta, jak i antropometryczne pomiary składu ciała). ***(Jeejeebhoy, 2007).***

Obiektywne metody oceny

(1) Antropometryczne sposoby oceny wartości odżywczej

Jest to obiektywne narzędzie oceny, które obejmuje pomiar wymiarów ciała i składu ciała w celu oceny wzrostu i stanu odżywienia. Podstawowe wymiary to (wiek, waga, wzrost i obwód głowy). Jest to powszechna i niedroga technika oceny stanu odżywienia i wzrostu populacji dziecięcej. Zmierzone wartości mogą być również wykreślone na identycznych standardowych krzywych wzrostu w celu dokonania oceny na podstawie danych normalnych. W przypadku pacjentów powyżej 2 roku życia stosunek masy ciała do długości może być lepiej odzwierciedlony za pomocą wskaźnika masy ciała (BMI) ***(Koran, 2012).***

Dwa z najczęściej stosowanych systemów klasyfikacji w zakresie żywienia i wzrostu dzieci to klasyfikacja antropometryczna Światowej Organizacji Zdrowia (WHO) oraz kryteria depresji wodnej. Obie metody oceniają stan odżywienia dzieci na podstawie ich wzrostu lub wielkości ciała. Tempo wzrostu jest alternatywnym parametrem do oceny zdolności odżywczych, w tym wzrostu, przyrostu masy ciała i wzrostu głowy w porównaniu z normalnymi dziećmi w tej samej grupie wiekowej. Przyspieszony okres wzrostu jest niezbędny do skorygowania niedożywienia. ***(Piyagarnt, 2014)***

Kryterium wody jest niskie:

Jest to obiektywny proces oceny ostrego i chronicznego niedożywienia. Narzędzie to wykorzystuje wagę według wzrostu jako wskaźnik aktualnego stanu odżywienia (opóźnienie wzrostu), a wzrost według wieku jako wskaźnik poprzedniego żywienia (odpady) ***(Wessner, 2014)***. Ostre zmiany w stanie odżywienia miałyby bardziej bezpośredni wpływ na wagę niż na długość czy wzrost, podczas gdy przewlekłe niedożywienie ma zazwyczaj wpływ zarówno na wagę jak i wzrost. ***(Koran, 2012)***

Klasyfikacja energetyczna białek ***Waterlow***: niedożywienie u dzieci poniżej 10 roku życia ***(Waterlow JC, 1977)***

90 - 100 % BWI ¼ Normalna

80 - 90 % BWI ¼ Odpady lekkie

70 - 80 % BWI ¼ Odpady umiarkowane

< 70% BWI ¼ Poważne odpady

System klasyfikacji Z-score lub odchylenie standardowe

Istnieją trzy różne systemy porównywania dziecka lub grupy dzieci z populacją odniesienia: punkty Z (wartości odchylenia standardowego), percentyle i mediana procentowa. W przypadku oceny opartej na danych populacyjnych, w tym badań i nadzoru żywieniowego, Z-score jest powszechnie uznawany za najlepszy system analizy i prezentacji danych antropometrycznych ze względu na jego zalety w porównaniu z innymi metodami ***(WHO, 2017).***

Aby zachować spójność z badaniem klinicznym, dane dotyczące częstości występowania są zazwyczaj zgłaszane z zastosowaniem wartości granicznej, często z wynikiem Z <-2 i >+2. Powodem tego jest statystyczna definicja 95% rozkładu centralnego jako "normalnego" zakresu, który niekoniecznie opiera się na optymalnym punkcie do przewidywania wyników funkcjonalnych ***(WHO,2017).***

WHO Global Child Growth and Malnutrition Database (Globalna baza danych wzrostu i niedożywienia dzieci) wykorzystuje odchylenie standardowe w skali Z o wartości <2 do klasyfikacji niedożywienia dla wieku, niskiego wzrostu dla wieku i niskiej wagi dla wzrostu jako umiarkowane i ciężkie niedożywienie, a odchylenie standardowe <3 do określenia ciężkiego niedożywienia. Limit >+2 SD klasyfikuje wysoką wagę dla wzrostu jako nadwagę u dzieci (WHO,2017).

(2) Sposoby oceny biochemicznej wartości odżywczej

W celu oceny niedożywienia białkowego zastosowano poziom wiązania białka w prealbuminach, albuminach, transferynie i retinolu w surowicy. Niektórzy autorzy opierają się na fakcie, że albuminy mają dłuższy okres półtrwania niż prealbuminy, 18-20 dni w porównaniu do 2 dni, aby ocenić ostre niedożywienie w porównaniu do chronicznego niedożywienia. Jednak stosowanie tego trybu u niemowląt i małych dzieci jest kontrowersyjne. Jako mnogość "nieożywczych" środków spożywczych

kontroluje wartość prognostyczną poziomów "białka surowicy". ***(Koran, 2012)***

Brak swoistości w krytycznych sytuacjach stanu zapalnego, ostry stres metaboliczny, zwiększony katabolizm, zmiany w płynach, cytokineza indukowana przepuszczalnością śródbłonka i ostra synteza białek w wątrobie reorganizują się W tej wieloczynnikowej sytuacji, wartości odżywcze są bardziej prawdopodobne, że będą wtórne do stanu zapalnego i racjonalnie prognozują zachorowalność niż stan odżywienia. ***(Secker J. , 2012)***

Ponadto, nie ustalono "normalnych zakresów" dla retinolu i białek wiążących prealbuminę u małych dzieci. Dlatego też poziomy te powinny być interpretowane w kontekście historii żywieniowej i medycznej pacjenta, tak aby istniała większa korelacja. Przegląd dowodów naukowych wykazał, że dzieci z niższym poziomem "prealbumin" przed operacją miały zwiększone ryzyko śmiertelności w ciągu 30 dni od operacji. Niemowlęta z utrzymującym się niskim poziomem "prealbumin" po dniu pooperacyjnym (4. dzień) miały najwyższe ryzyko śmiertelności. Natomiast poziom "prealbumin" nie był uważany za wskaźnik niedożywienia u tych pacjentów, lecz raczej za oznakę zmian w pooperacyjnym stresie metabolicznym ***(Herman R, 2011).***

Przedoperacyjne stężenie albuminy w surowicy zostało zatwierdzone jako mające statystycznie istotny związek z wynikami klinicznymi. W rzeczywistości poziom albumin jest mniejszy niż

3.0 g/dl były związane ze zwiększonym występowaniem zakażeń pooperacyjnych i zwiększonym ryzykiem śmiertelności ***(RadmanM, 2013).***

Subiektywna globalna ocena składników odżywczych (SGNA)

Obecne podejścia do oceny stanu odżywienia dzieci opierają się na połączeniu procedur (antropometrycznych, biochemicznych, dietetycznych i immunologicznych), które są wyraźnie drogie i czasochłonne ***(Secker i Jeejeebhoy 2007).*** Ocena żywieniowa powinna być praktyczna, nieinwazyjna, łatwa do przeprowadzenia przy łóżku pacjenta, mieć odpowiednią specyficzność i wrażliwość oraz przynosić natychmiastowe korzyści ***(Yamauti i inni 2006).*** Wykazano, że metody subiektywne, takie jak globalna subiektywna ocena żywieniowa (AGN) i miniaturowa ocena żywieniowa, są takimi samymi lub lepszymi wskaźnikami stanu odżywienia niż metody obiektywne u pacjentów pediatrycznych. ***(Secker DJ, 2011)***

Globalna ocena subiektywna (GSA) jest formą oceny żywieniowej opartej na osądzie klinicznym. Na ogół stosowano go do oceny stanu odżywienia osób dorosłych, zarówno w celach klinicznych, jak i badawczych. Globalna ocena subiektywna (GSA) ocenia stan odżywienia pacjenta przy użyciu (wywiad, badanie przedmiotowe i pomiary antropometryczne). This assessment approach is validated for use in adults and has been modified for paediatric use and renamed (GHS) Subjective Global Assessment ***(Jeejeebhoy, 2007).*** To podejście do oceny ma na celu wykrycie oznak marnotrawstwa mięśni, utraty podskórnej tkanki tłuszczowej lub obrzęku. Zawiera on również kwestionariusz, który rozpoznaje inne czynniki związane ze stanem niedożywienia, takie jak (spożycie pokarmu, tempo wzrostu, wydolność funkcjonalna, objawy z przewodu pokarmowego i stres metaboliczny). Stosowany system punktacji uwzględnia zmienne (historia, kondycja fizyczna, stan zdrowia itp.), a następnie ocenia (normalne/nutralne, umiarkowane i ciężkie niedożywienie) ***(Koran, 2012).***

Tabela 5: Charakterystyka ogólnej oceny subiektywnej: ***(Detsky i in., 2008).***

A. History

1. Weight change

Overall loss in past 6 months: ________ kg Percent loss ________

Change in past 2 weeks: ________ increase ________ no change ________ decrease

2. Dietary intake change relative to normal

No change ________

Change: duration ________ weeks ________ months

Type:

sub-optimal solid diet ________ full liquid diet ________

hypocaloric liquid diet ________ starvation ________

3. Gastrointestinal symptoms (persisting more than 2 weeks)

None ________ Nausea ________ Vomiting ________ Diarrhea ________ Anorexia ________

4. Functional capacity

No dysfunction ________

Dysfunction: duration ________ weeks ________ months

Type: working sub-optimally ________ ambulatory ________ bedridden ________

5. Disease and its relationship to nutritional requirements

Primary diagnosis: ________

Metabolic demand/Stress: none ________ low ________ moderate ________ high ________

B. Physical Examination (for each specify: 0 = normal, 1+ = mild, 2+ = moderate, 3+ = severe)

Loss of subcutaneous fat (triceps, chest) ________

Muscle wasting (quadriceps, deltoids) ________

Ankle edema ________ Sacral edema ________ Ascites ________

C. Subjective Global Assessment Rating

Well nourished A________________

Moderately (or suspected of being) malnourished B ________________

Severely malnourished C ________________

ROZDZIAŁ 4

PRZED- I POOPERACYJNE WSPARCIE ŻYWIENIOWE

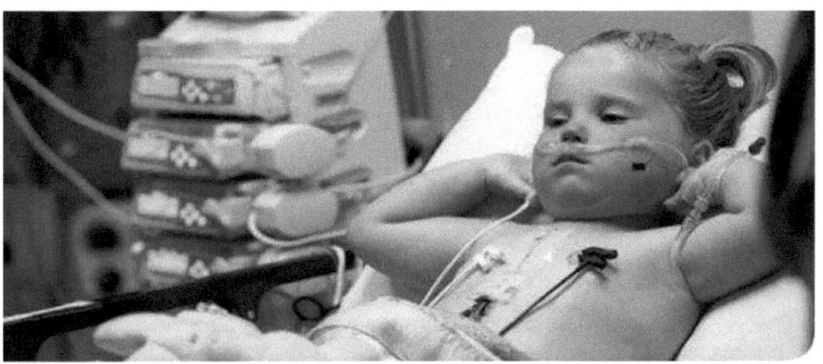

RYSUNEK1: Odżywianie pacjentów na PICU (Anestezjologia, 2004-2017)

Podsumowanie:

W fazie przedoperacyjnej głównym problemem, który może opóźnić lub uniemożliwić rozpoczęcie żywienia dojelitowego, jest systemowa hipofuzja. Polityka niektórych stowarzyszeń zakłada, że niemowlęta otrzymujące dożylne wlewy prostaglandyny (PGE1) lub niemowlęta z cewnikami pępowinowymi nie mogą być karmione, chociaż nie ma wystarczających dowodów na poparcie tej praktyki. ***(Natarajan, 2010)***

Wytyczne dotyczące żywienia dojelitowego powinny być ustanawiane przy zastosowaniu podejścia stopniowego, z zaleceniami "opartymi na dowodach" dotyczącymi rozpoczęcia i rozwoju żywienia. Należy je zmienić tak, aby uwzględniały sposób radzenia sobie z ewentualnymi powikłaniami i zwracały uwagę na populację zagrożoną. Należy jasno zdefiniować obszary konfliktu, takie jak wlew GBS1 w

Niemowlęta z chorobą wieńcową z fizjologią monocentryczną lub bez, aby jak najlepiej wykorzystać tę delikatną populację ***(Piyagarnt, 2014).***

W okresie pooperacyjnym, wydatki na energię są przygotowane na wiele aspektów związanych z niezbędnymi interwencjami. Wydatki na energię w spoczynku są prawie 30% wyższe u niemowląt wymagających krążenia pozaustrojowego niż u tych, które go nie potrzebują (74 w porównaniu z 58 kcal/kg) ***(De Wit B. i in., 2010).***

Niezbędne elementy odżywcze:

1. Białko

Ciężko chore dzieci potrzebują dawki białka od 2 do 3 g/kg/dzień, aby uzyskać dodatni bilans azotowy i goić rany. Bez modyfikacji, obecne preparaty dojelitowe do stosowania w pediatrii nie mogą spełniać tych wymagań dotyczących białka. U wielu pooperacyjnych pacjentów kardiologicznych występuje niedobór płynów, co ogranicza spożycie odpowiednich ilości białka przy stosowaniu preparatów dojelitowych pediatrycznych. Jedną ze strategii optymalizacji spożycia białka u dzieci z 15-20 kg ograniczeniami wodnymi jest podawanie preparatów dojelitowych dla dorosłych, które są o 33-100% wyższe w białku niż preparaty pediatryczne. Podobnie, starsze dzieci mogą tolerować preparaty pediatryczne przeznaczone dla dzieci w wieku od 1 do 10 lat lub preparaty skoncentrowane dla wcześniaków, które zawierają ilości białka podobne do tych zawartych w preparatach pediatrycznych. ***(Antonio G, 2010)***

2. **Węglowodany:**

Zaleca się, aby węglowodany stanowiły 40-60% całkowitej ilości przyjmowanych kalorii, a maksymalna szybkość wlewu glukozy nie przekraczała 13 g/kg/min. ***(Antonio G, 2010)***

Tabela 6: Szacowane *zapotrzebowanie energetyczne pacjentów w stanie krytycznym*

Estimated Energy Requirements (EER)

WHO[a] and Schofield[b]
EER (kcal/day) = Resting Energy Expenditure X Activity Factor X Stress Factor

Resting energy expenditure

AGE	GENDER	WHO[A]	SCHOFIELD[B]
0-3 yrs	Male	60.7W - 54	0.17W + 15.17H - 617.6
	Female	61W - 51	16.25W + 10.232H - 413.5
3-10 yrs	Male	22.7W + 495	19.6W + 1.303H + 414.9
	Female	22.5W + 499	16.97W + 1.618H + 371.2
10-18 yrs	Male	17.5W + 651	16.25W + 1.372H + 515.5
	Female	12.2W + 746	8.365W + 4.65H + 200.0

Note: W=Weight (kg); H=Height (cm)
A. WHO. Energy and Protein Requirements. WHO Tech Rep Ser no 724. Geneva; 1985.
B. Schofield WN. Predicting basal metabolic rate, new standards and review of previous work. *Hum Nutr Clin Nutr* 1985;39c(1s):5-42.

ACTIVITY FACTORS		STRESS FACTORS			
Paralyzed	1.0	Surgery	1.2-1.5	Burn	1.5-2.5
Confined to bed	1.1	Infection	1.2-1.6	Starvation	0.7
Ambulatory	1.2-1.3	Trauma	1.1-1.8	Growth Failure	1.5-2.0

From Nutrient Requirements. In Page CP, Hardin TC, Melnik G (eds): Nutritional Assessment and Support–a Primer, ed 2. Baltimore: Williams and Wilkins, 1994;32.

(B. Schofield WN, 1985) WHO. Zapotrzebowanie na energię i białko. (Williams i Wilkins, 1994) w sprawie wymagań żywieniowych.

Kalorymetria pośrednia (IC) :

Kalorymetria pośrednia (IC) jest metodą odniesienia dla oceny ROE. Obliczenia oparte na pomiarach IC mierzą ilość zużytego tlenu (VO2) oraz ilość wyprodukowanego dwutlenku węgla (VCO2) w danym okresie czasu. ***(Karl Bauer, 2016). Wykonuje*** się ją u pacjentów z komory pełnego ciała, ale w rzeczywistości, w sytuacjach krytycznych na intensywnej terapii, taka komora nie ma zastosowania. Dlatego u pacjentów wentylowanych mechanicznie IC może być wykonywane za pomocą urządzenia podłączonego do rurki intubacyjnej. TBI zwykle zmniejsza się u pacjentów w stanie uspokojenia lub z blokadą nerwowo-mięśniową. Dzieje się tak, ponieważ ci pacjenci nie zużywają energii potrzebnej do ruchu fizycznego ***(Karl Bauer, 2016)***.

Chociaż CI jest złotym standardem dla pełnej oceny TBI pacjenta, jest on stosowany sporadycznie na oddziale intensywnej terapii dziecięcej z wielu powodów. Głównymi powodami są: trudności napotykane w środowisku pediatrycznego oddziału intensywnej terapii, w tym trudności w dostosowaniu się do potrzeb pacjenta, zdolność i świadomość wymagana do korzystania z kalorymetru pośredniego oraz ograniczenia w dostępności urządzeń. REE zwykle mierzy około 70% całkowitych wydatków pacjenta na energię ***(Ravussin, 1986).***

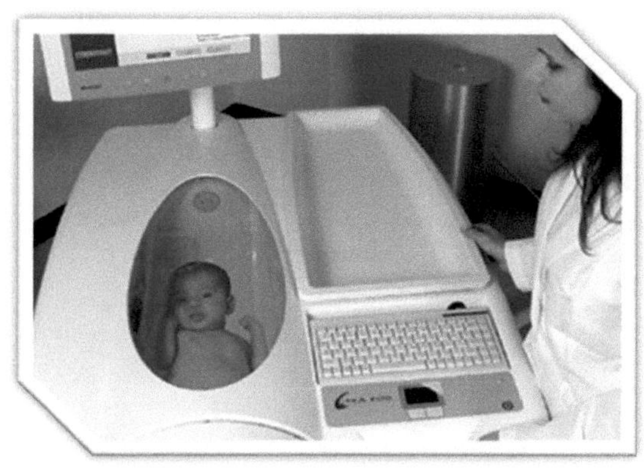

Rysunek 2: Skład ciała niemowląt, ***(KOSMED - Zrzeczenie się odpowiedzialności - Prywatność, 1996-2017)***

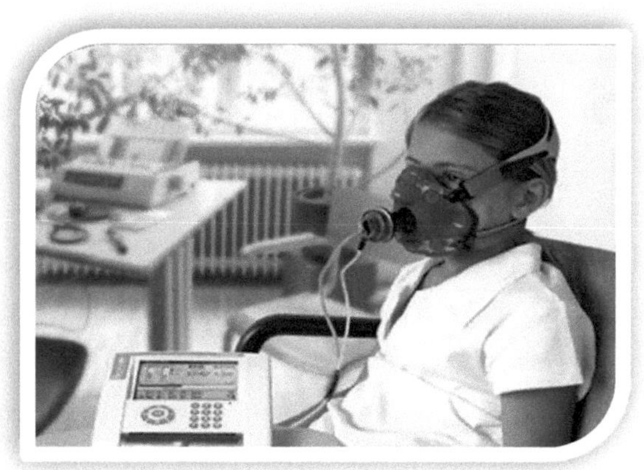

Rysunek 3*: Pośrednia kalorymetria blatu stołu* ***(KOSMED - Zastrzeżenie - Prywatność, 1996-2017)***

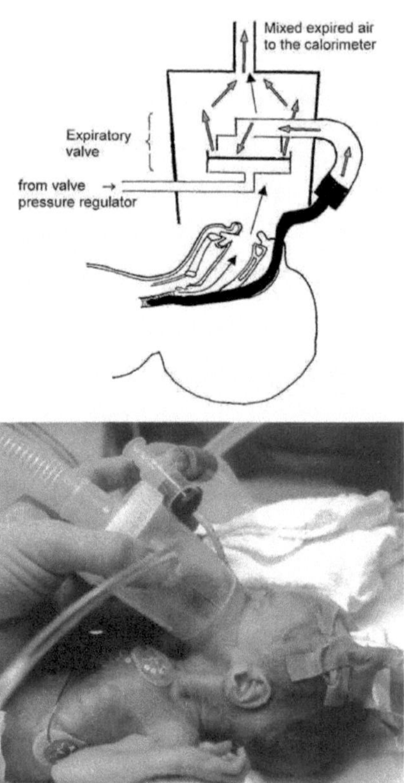

Rysunek 4: Układ kalorymetryczny pośredni in vitro dla wcześniaków wentylowanych, nie dotkniętych przeciekiem z rurki intubacyjnej, który może być stosowany do utrzymywania stałego dodatniego ciśnienia w drogach oddechowych. Użycie separatora powietrza oddechowego w połączeniu z respiratorem A. (Powyżej) Schemat urządzenia pomiarowego. Cieniutkie strzałki reprezentują wydychany gaz przepływający przez rurkę intubacyjną; szare strzałki reprezentują wydychany gaz przepływający przez rurkę intubacyjną. Pomiar u wcześniaka. ***(Karl Bauer, 2016)***

Wyzwania żywieniowe u pacjentów z ciężką chorobą wieńcową

Chociaż poziom aktywności fizycznej jest niższy u ciężko chorych dzieci, SAR jest wyższy niż u dzieci zdrowych. Wsparcie żywieniowe powinno mieć na celu poprawę SAR poprzez suplementację białka i uniknięcie jego nadmiernego spożycia. Nadmiar tłuszczu powoduje hiperglikemię wtórną do zwiększonych złogów tłuszczu w wątrobie. Przekarmienie prowadzi również do zwiększonej produkcji dwutlenku węgla w wyniku syntezy tłuszczu. Wszystkie te warunki mogą prowadzić do przedłużających się problemów z wentylacją mechaniczną. ***(Shulman P., 2003)***

Zarówno nadmierne objadanie się, jak i niedożywienie mają nieprzyjemne konsekwencje; dlatego też spożycie kalorii powinno być starannie obliczane poprzez pomiar pośredniego kalorymetrycznego wydatku energii (CI), jeśli jest to możliwe i możliwe do wykonania. IC to system, który wychwytuje zużyty tlen i wyprodukowany dwutlenek węgla oraz oblicza ilość wytworzonego ciepła (energii). Pozostaje złotym standardem w zakresie pomiaru wydatków na energię w warunkach klinicznych. ***(Branson RD, 2004)***

Najczęstszymi przeszkodami w zapewnieniu odpowiedniego wsparcia żywieniowego w okresie pooperacyjnym są niestabilność hemodynamiczna i ograniczenia płynów. W tym okresie występuje nierównowaga pomiędzy spożyciem składników odżywczych a stanem katabolicznym. Może to mieć krytyczny negatywny wpływ na wzrost, funkcjonowanie układu odpornościowego, gojenie się ran oraz efekty sercowe i płucne. Szczególnie u dzieci wymagających pozaustrojowego dotlenienia błony śluzowej (ECMO) ***(Shew, 1999).***

Czy po operacji serca konieczna jest ścisła kontrola glikemii?

Hiperglikemia jest powszechnie obserwowana u pacjentów w stanie krytycznym i występuje częściowo z powodu wysokiej produkcji glukozy w wątrobie, oporności na insulinę obwodową oraz uwalniania przeciwciał hormonalnych ***(Wintergerst KA , 2007).*** Mechanicznie, hiperglikemia powoduje dysfunkcję mitochondriów i zmienia funkcje neuronalne, śródbłonka i immunologiczne, prowadząc do uszkodzenia narządów końcowych, wydłużenia wentylacji mechanicznej i posocznicy u chorych w stanie krytycznym. Badania badające tę zależność u dzieci po operacji serca doprowadziły do sprzecznych wniosków. ***(Rossano JW, 2008)***

Polito i wsp. stwierdzili, że hiperglikemia, definiowana jako stężenie glukozy powyżej 126 mg/dL na początku okresu pooperacyjnego, wiąże się z dłuższymi pobytami w szpitalu oraz że osoby ze średnim stężeniem glukozy poniżej 110 mg/dL lub powyżej 143 mg/dL mają większe ryzyko osiągnięcia złożonego parametru zachorowalności i śmiertelności. Zasugerowali oni, że idealny poziom glukozy po pediatrycznej operacji serca może wynosić od 110 do 126 mg/dL. ***(Polite A, 2008)***

Hiperglikemia bezpośrednio po operacji serca, zwłaszcza w połączeniu z wysokim poziomem mleczanu w surowicy, może być korzystna w terapii insulinowej. Aktualny docelowy poziom glukozy służący do prowadzenia miareczkowania insuliny jest arbitralny. Dawka insuliny jest ostrożnie dostosowywana za pomocą częstych szacunków (1-2 godziny na dobę) stężenia glukozy we krwi, aby utrzymać poziom glukozy we krwi pomiędzy 100 a 150 mg/dl. Ponadto, ciągły wlew glukozy podczas wlewu insuliny może pomóc w zapobieganiu nagłej hipoglikemii. *(Antonio G., 2010)*

Wyzwania żywieniowe specyficzne dla populacji sercowych

1. **Kilothorax**

Chylothoraks pooperacyjny jest jednym z najczęstszych powikłań operacji kardiochirurgicznych. Jest on uważany za jedną z głównych przyczyn przedłużającej się hospitalizacji i zachorowalności. Rola "wsparcia żywieniowego" i podejście do ograniczenia utraty cycloidosis są istotnym krokiem w ograniczaniu powiązanych powikłań, takich jak słabe gojenie się ran i sepsa ***(Panthongviriyakul, 2008)***. Tradycyjne leczenie pozakilotworowe polega na ograniczeniu spożycia trójglicerydów jelitowych o długim łańcuchu (LCT) do 6 tygodni po zabiegu. Drugim ważnym krokiem jest zastąpienie witamin i białek rozpuszczalnych w tłuszczach. Inne metody wspierają żywienie pozajelitowe i/lub dojelitowe w celu promowania "odpoczynku jelitowego" ***(Chan L, 2009)***.

Chociaż większość "lekkich" preparatów dostępnych na rynku zawiera niedobór niezbędnych kwasów tłuszczowych, potrzebne są dodatkowe źródła. ***(Cormack, 2004)***. Ponieważ hemodynamika jest stabilna, a strukturalne przyczyny odmy opłucnowej są dobrze opanowane, żywienie dojelitowe i pozajelitowe ma większe szanse na sukces. Jeżeli zawiodą konserwatywne metody terapeutyczne, może być konieczne podwiązanie przewodu piersiowego ***(Nat, 2009)***.

2. **Awaria nerek:**

Ostra niewydolność nerek (AKF) jest kolejnym częstym powikłaniem pooperacyjnym (Li J, 2008). W AKI obserwuje się wzrost katabolizmu białek, co prowadzi do "ujemnego" bilansu azotowego. Ponadto, oliguria i potrzeba leczenia nerkozastępczego dodatkowo komplikuje zarządzanie żywieniem (Druml, 2005).

Należy wziąć pod uwagę równowagę między utrzymaniem ścisłej równowagi wodnej a potrzebą dodatkowego suplementu białkowego. Pacjenci z ARF powinni otrzymywać (1,5 g/kg/dzień białka, jeśli nie są dializowani, 2-3 g/kg/dzień, jeśli są dializowani i 3 g/kg/dzień, jeśli są dializowani otrzewnowo). Ponadto, podczas dializy należy dokładnie rozważyć możliwość uzupełnienia leczenia witaminami "rozpuszczalnymi w wodzie" i mikroelementami. ***(Wooley, 2005)***

3. Wada połykania:

Po operacji serca istnieje znaczne ryzyko powikłań, takich jak aspiracja i/lub zmiany w płucach wtórne do dysfagii i dysfunkcji strun głosowych. ***(Skinner, 2005)***. Wynika to z nawracającego uszkodzenia śródoperacyjnego nerwu krtaniowego, szczególnie u pacjentów poddawanych operacji łuku aorty. Może to być również wynik długotrwałej intubacji "z lub bez" bezpośredniego urazu strun głosowych. Inne przyczyny to opóźnienie w rozwoju neurologicznym związane z wrodzoną wadą krtani i tchawicy oraz słaba koordynacja ssania i połykania ***(Sachdeva, 2007).***

Dysfunkcja sznurka głosowego związana z wrodzoną operacją kardiochirurgiczną może utrzymywać się do 6 miesięcy, ale jest rzadka u dzieci powyżej 1 roku życia. Formuła o gęstej konsystencji jest zalecana do dobrego postępowania dietetycznego u pacjentów z dysfunkcją strun głosowych i dysfagią. W najcięższych przypadkach, fundoplikacji Nissena lub umieszczenia rurki gastrojejunostomijnej ***(Sachdeva, 2007),*** konieczne może być założenie rurki gastrojejunostomijnej.

Szczególne względy dotyczące natleniania z membran pozaustrojowych (ECMO) :

ECMO jest polityką stosowaną w sytuacjach zagrożenia życia u pacjentów z powikłaniami płucnymi i/lub sercowymi. Zapewnia "długotrwałe" wsparcie oddechowe i krążeniowe. Jest on stosowany przede wszystkim wtedy, gdy spełnione są wszystkie wytyczne dotyczące leczenia tych schorzeń. ECMO wykonywane jest techniką bypassu sercowo-płucnego, podobną do tej stosowanej w chirurgii na otwartym sercu. Istnieją dwa główne rodzaje ECMO. ECMO żylne (V-V), które jest stosowane głównie wtedy, gdy serce dobrze funkcjonuje i konieczne jest podtrzymanie tylko płuc. Drugim typem jest ECMO żylno-twarzowe (V-A), które jest stosowane, gdy serce i płuca wymagają wsparcia ***(Szpital Dziecięcy w Filadelfii, 2017).***

Rolą ECMO jest zastąpienie funkcji "krążeniowo-oddechowej", przejęcie prawie 80% pracy serca i zapewnienie termoregulacji przez układ. Chociaż niektóre badania przeprowadzone u niemowląt wymagających ECMO wykazały wysokie średnie TEE (89 kcal/kg/dzień), inne badania wykazały, że normalne TEE niemowląt wymagających ECMO jest takie samo jak w przypadku zdrowych kontroli "dostosowanych do wieku" (55 kcal/kg/dzień). Podano również, że tempo utraty białka wynosi około (2,3 g/kg/dzień), co oznacza wzrost zapotrzebowania na białko o ponad 100% w porównaniu ze zdrowym niemowlęciem**. *(Piyagarnt . Vichayavilas, 2014)***

Tradycyjnie, w obawie przed niedokrwieniem jelit, wielu dostawców niechętnie rozpoczynało podawanie noworodkom ECMO. Ostatnio tendencja polega na tym, że karmienie zaczyna się całkowicie wcześniej. Możemy zacząć karmić niemowlęta 67 godzin po rozpoczęciu ECMO w 1997 roku i 40 godzin w 2001 roku. Jak

Hormony jelitowe dobrze reagują po rozpoczęciu odżywiania dojelitowego, dieta jest dobrze tolerowana i nie powoduje powikłań integralności jelitowej (***Hanekamp, 2005***).

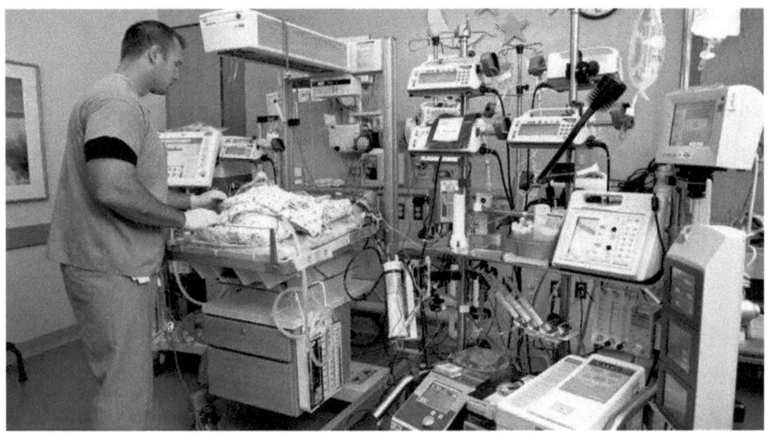

Rysunek 5: *Utlenianie z błony pozaustrojowej: ECMO (Szpital Dziecięcy w **Filadelfii, 2017**)*

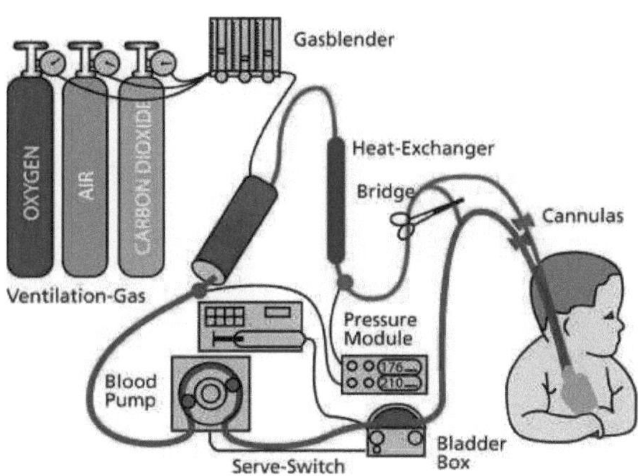

Rysunek 6: *Ten diagram przedstawia uproszczoną wersję sposobu natleniania krwi i powrotu do organizmu. **(Z NIEMOWLĘCIA, 2017)***

Poprawa stanu odżywienia poprzez wczesną interwencję żywieniową może zmniejszyć efekt kardiologiczny na dietę i wzrost, skrócić czas hospitalizacji i/lub osiągnąć lepsze wyniki leczenia chirurgicznego (Hubschman, 2013). Całodobowe, ciągłe żywienie dojelitowe okazało się skutecznym i bezpiecznym sposobem na poprawę spożycia składników odżywczych i zwiększenie stanu odżywienia u dzieci o niskim wzroście, z wrodzoną chorobą serca, zwłaszcza w ostrych stanach chorobowych w szpitalu ***(Parrish, 2011).*** Dieta wysokoenergetyczna z pooperacyjną formułą wzbogaconą może zwiększyć spożycie energii, prowadząc do przyrostu masy ciała i zmniejszenia liczby przyjęć do szpitala dla niemowląt z chorobą wieńcową ***(Pillo-Blocka, 2004).***

Zaleca się, aby idealny czas na skuteczną interwencję żywieniową znajdował się między początkową diagnozą a czasem operacji ***(Benzecry SG, 2008).*** Dwie główne metody karmienia ciężko chorego dziecka to karmienie dojelitowe i pozajelitowe. Żywienie dojelitowe jest preferowaną metodą, ponieważ jest tańsze i bezpieczniejsze niż żywienie pozajelitowe. Żywienie pozajelitowe jest wybierane jako suplement dodatkowy lub w przypadkach, gdy nie można zastosować przewodu pokarmowego. ***(Jacobs, 2015)***

ROZDZIAŁ 5
KTÓRA JEST NAJLEPSZŠ DROGŠ KARMIENIA

Żywienie enteralne :

Żywienie enteralne jest jedynym sposobem zapewnienia wsparcia żywieniowego ciężko chorym dzieciom, co może prowadzić do wydłużenia okresu niedożywienia. Dlatego należy wspierać łączone żywienie dojelitowe i wczesne żywienie pozajelitowe, aby zapobiec niedożywieniu i związanym z nim powikłaniom. W przypadku chorych wysokiego ryzyka (np. po operacji naprawy łuku aorty lub wstrząsu przedoperacyjnego) należy stosować stopniową eskalację żywienia dojelitowego ***(Antonio G, 2010).***

Parenteral Nutrition (NP) :

NP jest stosowany do leczenia dzieci, które nie mogą być w pełni karmione doustnie lub dojelitowo. Etap, na którym powinien rozpocząć się NP, zależy zarówno od konkretnej sytuacji, jak i od wielkości i wieku dziecka. Podobnie jak w przypadku wcześniaków, głód w ciągu dnia może być szkodliwy, a karmienie dojelitowe nie będzie tolerowane w najbliższej przyszłości, NP należy rozpocząć natychmiast po porodzie. Jednak u dzieci starszych, w zależności od wieku, choroby, stanu odżywienia, rodzaju operacji lub interwencji medycznej ***(Berthold Koletzko., 2005), mogą wystąpić*** dłuższe epizody niedożywienia do około siedmiu dni.

Składniki zaopatrzenia w energię (NP) powinny mieć na celu zaspokojenie potrzeb żywieniowych pacjenta (aktywność fizyczna, podstawowe tempo przemiany materii, wzrost i poprawę istniejącego wcześniej niedożywienia), a także wsparcie usług anabolicznych. Ekstremalne spożycie energii może prowadzić do hiperglikemii, zwiększonej ilości złogów tłuszczu, stłuszczenia wątroby i innych wynikających z tego powikłań. Z drugiej strony, niedożywienie może prowadzić do niedożywienia, opóźnionego wzrostu i zmniejszonych reakcji immunologicznych ***(Goulet O, 2004).***

<u>**Wykres 7**</u>: Zalety *i wady różnych dróg żywienia u dzieci z chorobą wieńcową serca:* (*Cabrera AG. et al, 2010*):

Żywność Plan podróży	*Zaleta*	*Wada*
Nasogastry k (NGT)	Krótkoterminowy Minimalnie inwazyjne, mogą być umieszczone przy łóżku Odżywianie fizjologiczne w żołądku	Trudności w oddychaniu z rurką w jednym z nozdrzy Trudne połykanie z rurką w przełyku Przyczynia się do zapalenia przełyku i pogłębia refluks. Obawy dotyczące użytkowania w środowisku rodzinnym (prawidłowe ułożenie, mimowolne usunięcie, reakcja wazowagalna)
Jelito cienkie (nasoduoden al o nasojejunal)	Krótkoterminow y zysk w przypadku refluksu, wymioty lub opóźnione opróżnianie żołądka Może pozwolić na dostarczenie większej ilości żywności w czasie	Trudniejsze do założenia niż NGT Trudniejsze do oddychania z rurką w nosie Trudne połykanie z rurką w przełyku Przyczynia się do zapalenia przełyku i pogłębia refluks. Niekoniecznie zapobiega aspiracji treści żołądkowej z tchawicy Generalnie nie nadaje się do użytku domowego Wymaga ciągłego zasilania / drop-by-drop
Gold-Gastric	Przydatne dla dzieci, które nie tolerują TNG z powodu oddychania z nosa lub małych nozdrzy. Może być umieszczony na końcu główki łóżka pacjenta	Trudności w mocowaniu rury Potrzeba wyeliminowania przy rozpoczęciu karmienia doustnego Generalnie nie nadaje się do użytku domowego
Gastrostomia	Mniej trudne do zagwarantowania Brak zakłóceń w oddychaniu i połykaniu może być bezpieczniejszy w domu środowisko inne niż w przypadku innych rur	Wymaga dodatkowej procedury w celu umieszczenia zazwyczaj robi się to na sali operacyjnej.

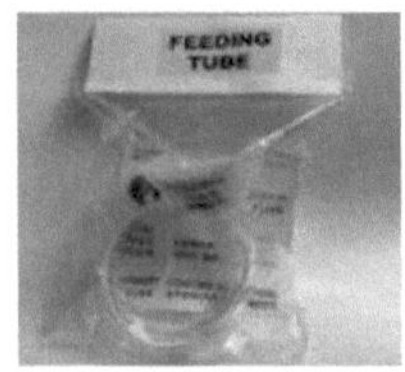

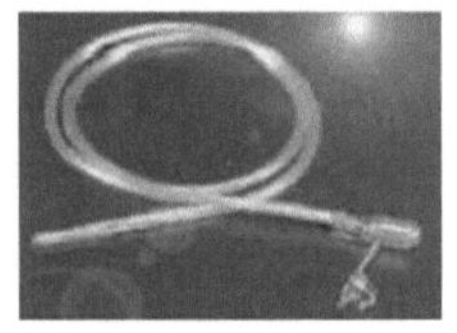

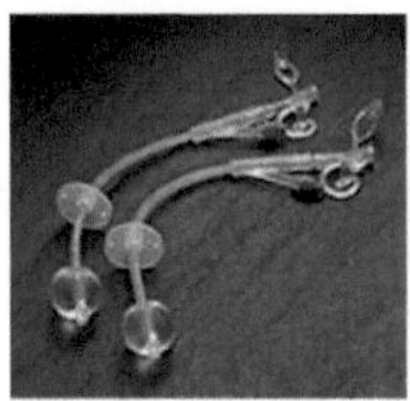

ABC

Rys. 7: Rurki żywieniowe dla dzieci (a) i (b) oraz rurki żołądkowe (c)

Protokół żywieniowy u pacjenta (algorytm żywienia)

Rycina 8: Wytyczne dotyczące inicjowania i rozwoju EC dla pacjentów pediatrycznych z chorobą wieńcową serca. Skróty: EBM = expressed breast milk. ***(Fraser, 2010)***

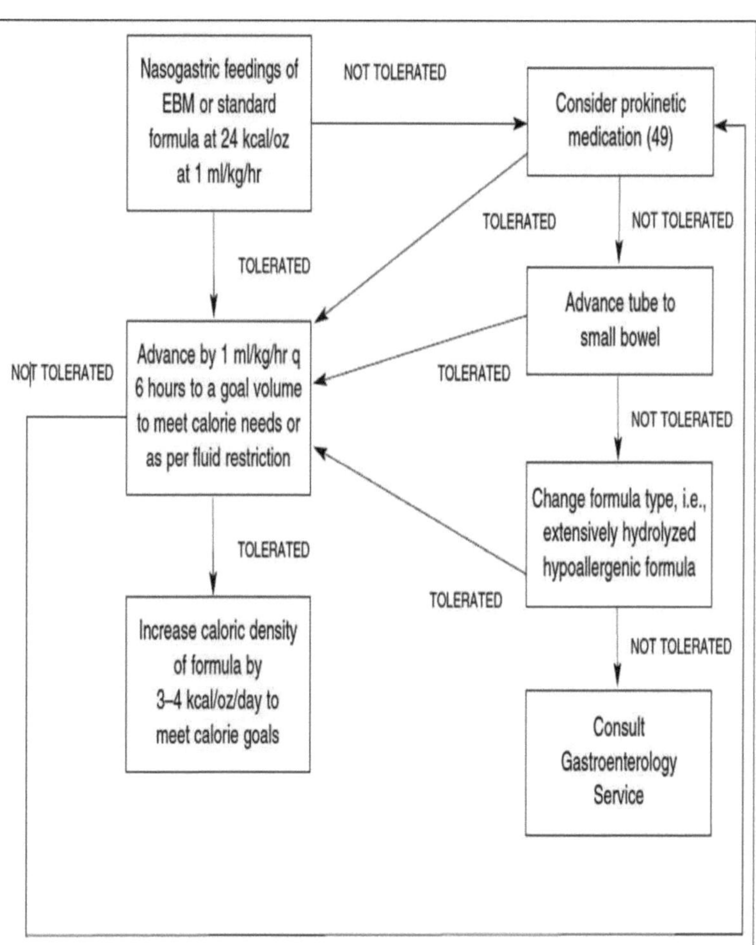

Rysunek 9: Protokół żywieniowy pacjenta. Algorytm karmienia Część 1 *(piyagarnt E, 2014)*

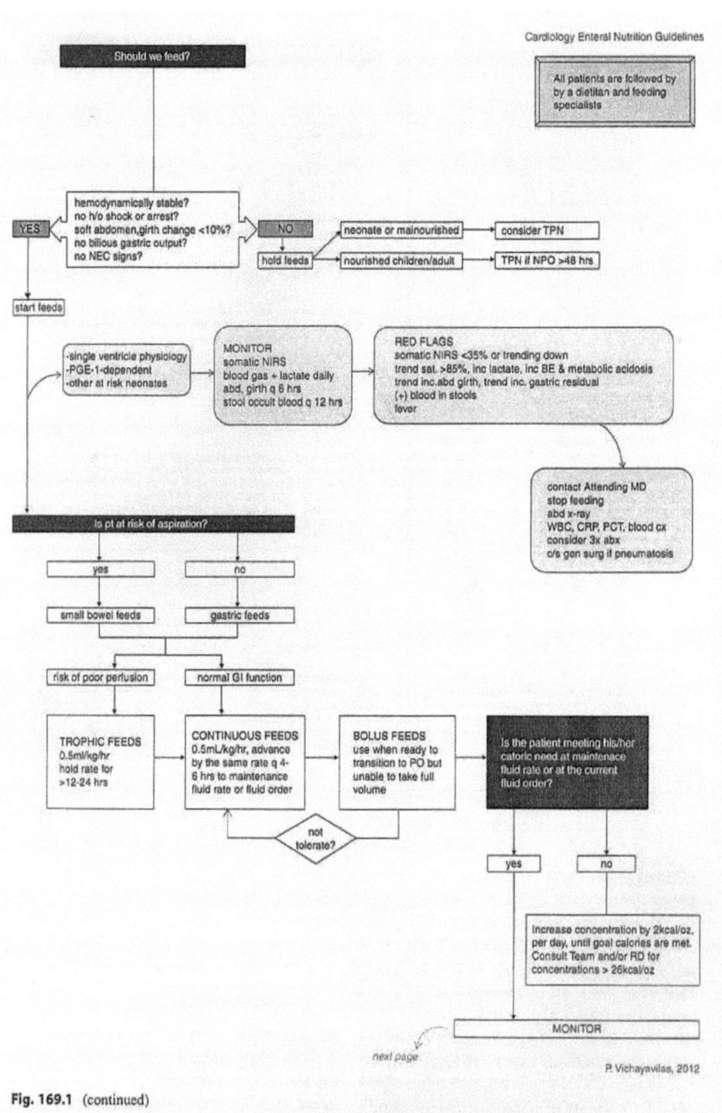

Fig. 169.1 (continued)

Rysunek 10: Protokół żywieniowy pacjenta. Algorytm żywnościowy część 2 (***Pagarnt E, 2014)***

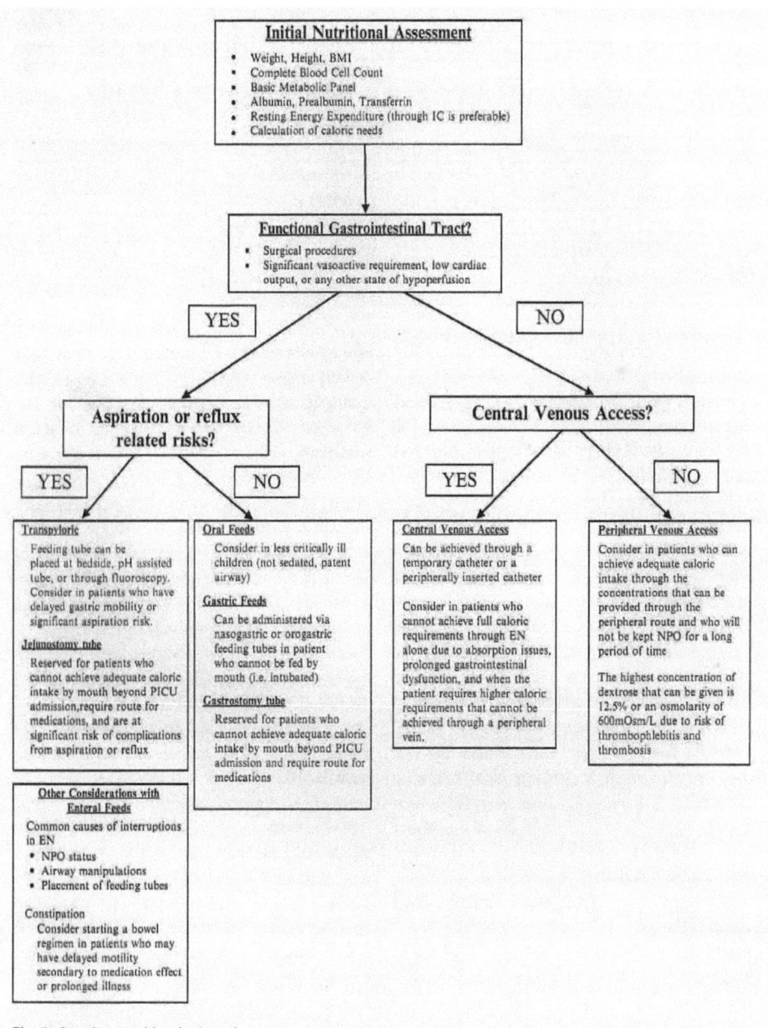

Fig. 2 Inpatient nutritional protocol

Zalecenia dotyczące żywności: ***(Ravishankarb, 2013)***

- Okres przedoperacyjny

(a) Bezpiecznie jest rozpocząć żywienie dojelitowe u dzieci stabilnych hemodynamicznie, które są uzależnione od prostaglandyn. Muszą być one odpowiednio kontrolowane.

(b) Wczesne wprowadzenie żywienia pozajelitowego

- Okres pooperacyjny

(a) Aktywny udział zarejestrowanego dietetyka.

(b) wczesny początek żywienia pozajelitowego w okresie pooperacyjnym, podczas gdy żywienie dojelitowe jest zaawansowane

(c) Po ustaleniu stabilności hemodynamicznej rozpoczyna się żywienie dojelitowe.

(d) Postępy w żywieniu powinny zależeć od znormalizowanego przewodnika po protokole, opartego na testach każdego instytutu.

(e) Ocena połykania laryngoskopowego lub "badanie zmodyfikowanego baru" powinna być włączona do każdej sytuacji trudności z jedzeniem, w której istnieje podejrzenie dysfunkcji strun głosowych.

(f) Leczenie choroby refluksowej żołądkowo-przełykowej powinno być bardzo dokładnie rozważone.

- Po pobraniu:

(a) Bieżące badania nad odżywianiem i udziałem po wypisie

(b) poinformować rodzinę o wszelkich "czerwonych flagach" w celu właściwej oceny i interwencji.

Rodzice chorych dzieci czasami uważają, że dzieci z wrodzoną chorobą serca powinny stosować jedną, niskotłuszczową dietę, podobną do tej zalecanej dla dorosłych z chorobą serca. Ponieważ dzieci z wrodzonymi wadami serca często mają obniżony apetyt, "bogate w kalorie" przekąski i żywność mogą odegrać cenną rolę w zapewnieniu odpowiedniego suplementu żywieniowego. Zawartość tłuszczu w diecie nie powinna być ograniczana, zwłaszcza w ciągu pierwszych dwóch lat życia. Tłuszcz jest niezbędny dla rozwoju i wzrostu dzieci. Z tego powodu mleko "lekkie" (2%, 1% lub brak tłuszczu) nie jest zalecane przed ukończeniem dwóch lub więcej lat. ***(AHA,2010)***

Kilka wytycznych dla pacjentów pediatrycznych z chorobą wieńcową serca

(1) **A.S.P.E.N. Recommendations for the practice of enteral nutrition, 2009) :**

1. Rozpoczęcie i postęp żywienia dojelitowego u pacjentów pediatrycznych jest regulowane przez osąd kliniczny i praktykę instytucjonalną w przypadku braku kontrolowanych prospektywnych badań klinicznych.
2. Generalnie, dzieci są wprowadzane do formuły izotonicznej w tempie 1-2 ml/kg/h dla małych dzieci i 1 ml/kg/h dla dużych dzieci powyżej 35-40 kg.
3. Stawka jest zaawansowana w zależności od tolerancji dziecka, w celu zapewnienia 25% całkowitego zapotrzebowania na kalorie w pierwszym dniu.
4. Przewiduje się, że jedzenie uzyska pożądane kalorie w ciągu

24-48 godzin, a następnie zaczniesz grać w kręgle, jeśli jest to wskazane.

5. Bolus jest dostarczany grawitacyjnie lub przez dłuższy okres czasu za pomocą pompy żywienia dojelitowego.

1. Kiedy plan ma zaczynać się od słodyczy, można podawać od 2,5 do 5 ml/kg od 5 do 8 razy dziennie, przy stopniowym zwiększaniu tej objętości, aby zbliżyć liczbę posiłków do 5 razy dziennie.
2. Cukierki można podawać przez krótsze okresy czasu, stopniowo zwiększając objętość infuzji w ciągu godziny.
3. W żadnym wypadku nie należy podawać ciasta w czasie krótszym niż ten, który dziecko powinno zjeść, jeśli jest karmione butelką.
4. Maksymalne objętości dla ciągłego karmienia i słodyczy są uzależnione od reakcji dziecka na dietę, przyrostu masy ciała i ogólnego stanu przewodu pokarmowego.
5. Kręgle można rozpocząć od 25% docelowej objętości podzielonej na pożądaną liczbę posiłków dziennie.
6. Objętość preparatu może być zwiększona o 25% dziennie, pod warunkiem, że jest tolerowana i podzielona równo między żywność.
7. Karmienie wspomagane pompą: Całkowitą moc preparatu

izotonicznego można rozpocząć od 1-2 ml/kg/h, a zaawansowaną 0,5-1 ml/kg/h co 6-24 godziny, aż do osiągnięcia pożądanej objętości.

8. Wcześniaki, ciężko chore lub niedożywione dzieci, które nie były karmione w pełni przez dłuższy czas, mogą potrzebować początkowej objętości 0,5-1 ml/kg/godz. mniej.

(2) Wdrożenie wytycznych American Heart Association dotyczących żywienia dzieci i dorosłych

Celem diety i stylu życia AHA 2006 jest zmniejszenie ryzyka wystąpienia chorób układu krążenia:

- Przyjęcie zdrowej i kompletnej diety
- Cel zdrowej wagi ciała
- Osiągnąć zalecane poziomy gęstości cholesterolu w strumieniu białka ziemniaka ,
- cholesterol i triglicerydy lipoprotein o dużej gęstości
- Wartość docelowa dla normalnego ciśnienia krwi
- Osiągnięcie normalnego poziomu glukozy we krwi
- Bycie aktywnym fizycznie...
- Unikać konsumpcji i narażenia na działanie wyrobów tytoniowych

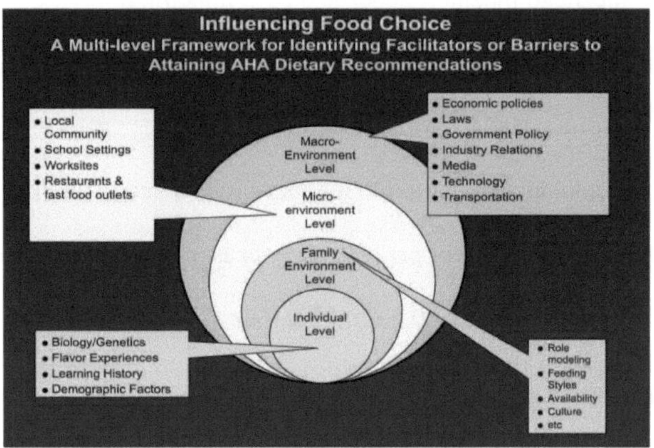

Rysunek 11. Koncentryczne kręgi wpływu na zachowania żywieniowe. Poziom indywidualny odnosi się do wpływów biologicznych, genetycznych, demograficznych i edukacyjnych w obrębie jednostki. Indywidualny poziom jest zagnieżdżony w środowisku rodzinnym, co obejmuje wpływy takie jak wzorce żywieniowe, style karmienia, zaopatrzenie w żywność i jej dostępność oraz inne aspekty.

Trzeci poziom, poziom mikrośrodowiskowy, odnosi się do środowiska lokalnego lub społeczności lokalnej, w której rodzina i rodzina są natychmiast integrowane. Obejmuje to szkoły, place zabaw, tereny dla pieszych i targowiska, które umożliwiają lub utrudniają zdrowe zachowania żywieniowe. Poziom 4 to poziom makro-środowiskowy. Poziom ten odnosi się do szerszej polityki gospodarczej, prawa i polityki przemysłowej, które działają na szczeblu regionalnym, krajowym, krajowym i międzynarodowym. Wpływ czynników poziomu 4 może być uogólniony i rozszerzony na indywidualne wybory. Model uznaje znaczenie wzajemnych powiązań między poziomami i wzajemnych wpływów między nimi.

AHA 2006 Zalecenia dotyczące diety i stylu życia w celu zmniejszenia ryzyka wystąpienia chorób układu krążenia

- Równoważenie spożycia kalorii i aktywności fizycznej w celu osiągnięcia lub utrzymania zdrowej wagi ciała
- Jedzenie diety bogatej w owoce i warzywa
- Wybieraj produkty pełnoziarniste i wysokowłókniste
- Jeść ryby, zwłaszcza tłuste, co najmniej dwa razy w tygodniu.
- Ograniczenie zużycia tłuszczów nasyconych do _7% energii, *tłuszczów trans do* _1% energii, a cholesterolu do _300 mg/dzień na dobę dla
- Wybór chudego mięsa i alternatywnych warzyw
- Wybór beztłuszczowych (odtłuszczonych) przetworów mlecznych o 1% zawartości tłuszczu i niskiej zawartości tłuszczu
- Minimalizacja absorpcji częściowo uwodornionych tłuszczów
- Ograniczenie spożycia żywności i napojów z dodatkiem cukru
- Wybieranie i przygotowywanie potraw z niewielką ilością soli lub bez niej
- Jeśli spożywasz alkohol, rób to z umiarem.
- Podczas spożywania posiłków przygotowanych poza domem, należy przestrzegać zaleceń AHA dotyczących jedzenia i stylu życia.

Praktyczne wskazówki dotyczące wprowadzania cukrzycy AHA2006 i zalecenia dotyczące stylu życia

- Znaj swoje kalorie potrzebne do osiągnięcia i utrzymania zdrowej wagi.
- Znać zawartość kalorii w spożywanym jedzeniu i napojach
- Sprawdź swoją wagę, aktywność fizyczną i spożycie kalorii.
- Przygotowywać i jeść mniejsze porcje
- Monitorowanie i, jeśli to możliwe, skrócenie czasu spędzanego przed ekranem (np. oglądanie telewizji, surfowanie po Internecie, granie w gry komputerowe).

- Włączenie ruchu fizycznego do regularnej działalności
- Nie palić i nie używać wyrobów tytoniowych
- Wybór i przygotowanie żywności
- Skorzystaj z tabeli Nutrition Facts i listy składników, aby wybrać żywność, którą chcesz kupić.
- Jeść świeże, mrożone i konserwowane owoce i warzywa bez dużej konsumpcji kalorii.
- Zastąpić bogatą w kalorie żywność owocami i warzywami
- Zwiększenie spożycia błonnika poprzez spożywanie fasoli (roślin strączkowych), produktów pełnoziarnistych, owoców i warzyw Stosowanie warzyw w płynie
- Ograniczenia dotyczące napojów i żywności z dużą zawartością dodatku cukru; wspólne formy
- dodane cukry to sacharoza, glukoza, fruktoza, maltoza, dekstroza, kukurydza
- syropy, zagęszczone soki owocowe i miód
- Wybierz mleko niskotłuszczowe lub beztłuszczowe i produkty mleczne
- Zmniejszenie spożycia soli poprzez porównanie zawartości sodu w podobnych produktach (np. różnych marek sosu pomidorowego) oraz poprzez wybór produktów o niższej zawartości soli.
- Wybierz wersje przetworzonych produktów spożywczych, w tym zbóż i produktów gotowanych, które są zredukowane do soli.
- Przyprawy Limitowane sosy (np. sos sojowy, ketchup)
- Przed jedzeniem należy użyć kawałków chudego mięsa i usunąć skórę drobiową.
- Limit przetworzonego mięsa o wysokiej zawartości tłuszczów nasyconych i sodu
- Grillowanie, gotowanie lub pieczenie ryb, mięsa i drobiu
- Włącz do swoich ulubionych przepisów alternatywy mięsne na bazie warzyw
- Zachęcanie do spożywania całych owoców i warzyw zamiast soku

Pediatryczne strategie żywieniowe AHA dla osób powyżej 2 roku życia: zalecenia dla wszystkich pacjentów i rodzin :

- Zrównoważenie kalorii w diecie i aktywności fizycznej w celu utrzymania normalnego wzrostu
- Zagraj 60 minut umiarkowanej do energicznej aktywności fizycznej lub graj codziennie.
- Jedzcie codziennie owoce i warzywa, ograniczcie sok owocowy.
- Stosować oleje roślinne i miękkie margaryny o niskiej zawartości tłuszczów nasyconych i *trans.*
  kwasy tłuszczowe zamiast masła lub większości innych tłuszczów zwierzęcych w diecie
- Jeść chleb razowy i zboża zamiast produktów zbożowych rafinowanych.
- Ograniczenie konsumpcji słodkiej żywności i napojów

Codziennie stosować beztłuszczowe (odtłuszczone) lub niskotłuszczowe mleko i produkty mleczne.

- low-fat
- Zjedz więcej ryb, zwłaszcza tłustych, grillowanych lub gotowanych.
- Zmniejszenie spożycia soli, w tym soli z przetworzonej żywności

Wskazówki dla rodziców dotyczące stosowania wytycznych diety pediatrycznej AHA

- Zmniejszenie ilości dodawanych cukrów, w tym w napojach i sokach cukrowych
- Do przygotowywania posiłków należy używać oleju rzepakowego, sojowego, kukurydzianego, krokosza balwierskiego lub innych olejów nienasyconych zamiast tłuszczów stałych.
- Stosować zalecaną wielkość porcji w żywności
- Przetwory spożywcze i etykiety usługowe Używaj świeżych, mrożonych lub konserwowanych warzyw i owoców i podawaj je przy

każdym posiłku; uważaj, aby dodać sosy i cukry.

- Regularnie wprowadzaj i podawaj rybę jako przystawkę
- Usuwanie skóry drobiu przed spożyciem
- Używaj tylko kawałków chudego mięsa i produktów mięsnych o obniżonej zawartości tłuszczu.
- Sosy bogate w kalorie, takie jak alfredo, sosy śmietankowe, sosy serowe i holenderskie Jedz chleb razowy i zboża zamiast produktów rafinowanych; przeczytaj etykiety i upewnij się, że zboża razowe są pierwszym składnikiem na etykiecie tych produktów
- Jedz więcej roślin strączkowych (fasola) i tofu zamiast mięsa na niektóre przekąski Chleb, płatki śniadaniowe i żywność gotowa, w tym zupy, mogą być bogate w sól i/lub cukier; przeczytaj etykiety żywności pod kątem zawartości i wybierz alternatywy bogate w błonnik i ubogie w sól/cukier.

Pobór kalorii i jakość składników odżywczych

Nawyki żywieniowe związane są ze zwiększonym spożyciem kalorii i obniżeniem jakości odżywiania.

- Zwiększenie częstotliwości i gęstości kalorycznej codziennych posiłków, przy niskiej jakości odżywczej tych wyborów żywności
- Zwiększenie wielkości porcji
- Jeść częściej, zwłaszcza w restauracjach typu fast food.
- Zmień swoją dietę w weekend
- Zwiększenie spożycia napojów słodzonych Cele edukacyjne w zakresie zmniejszenia spożycia kalorii i poprawy jakości składników odżywczych
- Uczyć kaloryczności przekąsek i uczyć się/ogłaszać zdrowe opcje przekąsek, w tym stosowanie napojów bezalkoholowych, zwłaszcza wody.
- Nauczanie wielkości porcji; dostarczanie informacji kalorycznych na temat wielkości porcji w instytucjach publicznych

- Zachęcanie do spożywania żywności w domu; dostarczanie informacji żywieniowych w punkcie sprzedaży
- Nauczanie o tym, co stanowi posiłek, w tym o dodawaniu warzyw i owoców, całych ziaren i chudych/ lekkich źródeł białka
- Zachęcaj do zwiększenia diety (np. w weekendy, święta, wakacje) i zmniejszenia spożycia kalorii w celu powrotu do wagi podstawowej.
- Nauczy Cię jak ograniczyć spożycie napojów słodzonych, dostosować wielkość porcji i ograniczyć dostępność napojów słodzonych

Ocena przeszkód we wdrażaniu doradztwa żywieniowego przez gospodarstwa domowe :

Jeśli jest obecny , bezpośrednio doradza początkowo chaotyczne przeszkody styl życia charakteryzujący się jedną lub wszystkimi z poniższych cech:

- Rodziny rzadko jedzą razem
- Dzieci mają kilka osób, które opiekują się nimi i karmią je w ciągu dnia.
- Nikt nie kontroluje jakości ani ilości spożywanej żywności
- Jeść często w restauracjach, zwłaszcza w fast foodach.
- Złożone godziny pracy
- Rodzice samotnie wychowujący dzieci
- znaczna odległość geograficzna od tradycyjnych lub nienaruszonych systemów wsparcia rodziny
- Słabo rozwinięte umiejętności rodzicielskie
- Nieodpowiednia struktura czasu karmienia, snu lub aktywności fizycznej
- Brak podstawowych zasad rodzinnych, które narzucają oczekiwania co do jedzenia, snu i zabawy
- Ograniczone możliwości w zakresie przygotowywania żywności
- Brak wiedzy na temat codziennych potrzeb kalorycznych i żywieniowych
- Przekonania/nawyrażenia wrogie zdrowej diecie
- Koszt, układ i wygoda, a nie zdrowie, decydują o wyborze żywności.
- Wybieraj fast foody i przekąski, ponieważ są wygodne, wygodne i tanie.
- Wrażliwe na błędne przesłania żywieniowe ze strony mediów
- włącznie z telewizorem i komputerami
- Używaj komercyjnych środków jako źródła informacji o żywności, wielkości porcji i "normalnego" posiłku.

- Pomyśl o nadwadze jak o normalnej.

Stosowanie zasad zmiany zachowania w praktyce klinicznej :

Pacjent/klient podejmuje decyzję o zmianie zachowania. Doradztwo rozpoczyna się od samooceny pacjenta; pacjent przygotowuje się do wprowadzenia zmiany i ustala, w jaki sposób będzie ona monitorowana; ustalane są konkretne cele behawioralne. Próbuje się osiągnąć cel. Powtarzająca się samoocena odbywa się poprzez przegląd i wzmocnienie celów.

Wyzwania związane z badaniami interwencyjnymi w miejscu pracy :

- Różnorodność pracowników sprawia, że trudno jest udzielić jednolitej odpowiedzi
- Różnice kulturowe
- Różnice osobowościowe
- Potrzeba ochrony prywatności
- Różnorodność umiejętności pracowników
- Różne poziomy wiedzy
- Nieregularne godziny posiłków
- Jedzenie pod wpływem stresu
- Logistyka miejsca pracy konkuruje z programem zdrowotnym
- Ograniczony dostęp do zdrowej żywności
- Kultura przerwy na lunch sprawia, że lunch staje się wydarzeniem towarzyskim
- Jeść często
- Ograniczenia metodologiczne
- Ograniczone finansowanie
- Ograniczony czas interwencji w ciągu dnia roboczego

- Ograniczenia dotyczące instalacji do przeprowadzania pomiarów
- Mała wielkość próbki
- Czynniki wyboru w identyfikacji uczestników

Przykłady strategii, które rodziny mogą wykorzystać do tworzenia środowisk zdrowego żywienia: Zastosowanie do poziomów 2 i 3 rysunku 11 :

W domu:

Rodzice wiedzą, że ich dzieci są bombardowane taktykami marketingowymi starannie zaprojektowanymi i stosowanymi przez przemysł spożywczy w wielu środowiskach, takich jak Internet, czasopisma, szkoły, product placement, programy motywacyjne, gry wideo, portale społecznościowe, podcasty i telefony komórkowe, a wszystko to w celu poprawy rozpoznawalności marki i zwiększenia produkcji.

Rodzice powinni omawiać te strategie marketingowe z dziećmi, gdy są one w odpowiednim wieku, aby pomóc im zrozumieć, jak te taktyki wpływają na ich decyzje. Rodzice powinni wspierać zdrowie swoich dzieci i trzymać je z dala od niezdrowej żywności w restauracjach i tych sprzedawanych przez zabawki lub licencjonowane postacie, zniechęcać do marketingu i reklamy żywności i napojów w szkołach oraz wykorzystywać ich siłę nabywczą do trzymania z dala od niezdrowej żywności sprzedawanej przez licencjonowane postacie.

W szkołach:

Rodzice powinni wspierać wyższe standardy żywieniowe dla szkolnych programów posiłków oraz dla żywności i napojów sprzedawanych w konkurencji do programów automatycznych posiłków, sklepów szkolnych, stołówek, zbierania funduszy i innych miejsc; rodzice powinni wspierać te standardy poprzez wysyłanie zdrowej żywności z domu do konsumpcji w szkole.

Rodzice powinni być informowani o polityce pomocy społecznej i o tym, jak ich szkoła radzi sobie z żywieniem, edukacją żywieniową i aktywnością fizyczną; powinni zapewnić, że szkolna polityka pomocy społecznej jest w pełni realizowana.

i regularnie oceniane; rodzice są ważnymi członkami rad szkolnych, które dbają o zdrowe środowisko szkolne

Rodzice powinni pytać na zebraniach rady szkoły lub lokalnej administracji okręgu szkolnego, czy okręg daje pierwszeństwo zdrowym propozycjom w umowach żywieniowych dla szkół.

Rodzice powinni sprawdzić, czy szkoła posiada szkolny program rolniczy lub wdraża program kwotowy Departamentu Obrony, szkolny program ogrodowy, program owocowo-warzywny, lub inny program, który poprawia włączenie świeżej i pełnoziarnistej żywności do szkolnego programu posiłków i środowiska szkolnego.

W pracy:

Wspieranie programu pomocy społecznej w miejscu pracy oraz służb prewencyjnych w miejscu pracy; pracodawcy powinni zapewnić programy pomocy społecznej, edukację i usługi, które zaspokajają potrzeby wszystkich pracowników w danym miejscu pracy, niezależnie od płci, wieku, pochodzenia etnicznego, kultury oraz zdolności fizycznych i intelektualnych ; programy te powinny obejmować zmiany w środowisku pracy, które ułatwiają zdrowe zachowania i decyzje promujące dobre samopoczucie; miejsce pracy powinno prowadzić politykę żywieniową i zapewniać zdrową żywność na spotkaniach, w stołówkach i automatach w miejscu pracy.

W społeczności:

Poszukiwanie dostępu do świeżych owoców i warzyw, chudego mięsa i lokalnie uprawianej żywności poprzez lokalne targi rolnicze i inne; lokalne targi powinny zapewniać lepszy dostęp do świeżej i pełnoziarnistej żywności dla ludności o niskich dochodach poprzez programy bonów, elektroniczne karty transferu świadczeń poprzez program bonów żywnościowych i program targowy rolników dla osób starszych; tworzenie rozwiązań transportowych umożliwiających dotarcie do lokalnych rynków Rodziny powinny wspierać lokalne sklepy spożywcze i/lub supermarkety w celu zwiększenia dostępu do świeżej i pełnoziarnistej żywności.

Przykłady strategii makro-środowiskowych mających na celu ułatwienie wdrażania wytycznych AHA dla rodzin: wdrażanie na poziomach 3 i 4 na rysunku :

Poprawa dostępu konsumentów do informacji żywieniowych

Restauracje ze standardowym menu i przepisami kulinarnymi powinny podawać kaloryczne informacje na temat swojego menu i stołów menu w punkcie sprzedaży dla rodzin jadających poza domem. Etykietowanie żywności z przodu opakowania powinno być uproszczone, aby zapewnić nabywcom wizualne i łatwe do odczytania informacje o tym, jaka żywność i napoje stanowią zdrowy wybór w ramach kategorii produktów.

Rząd :

Zapewnienie dotacji w celu zachęcenia do produkcji rolnej większej ilości produktów pełnoziarnistych, olejów beztłuszczowych trans, niskotłuszczowych produktów mlecznych, owoców i warzyw. Zapewnienie większego finansowania i priorytetu rządowym i nienastawionym na zysk kampaniom edukacyjnym dla konsumentów (takim jak "Owoce i warzywa - więcej spraw") w zakresie odżywiania oraz zdrowej żywności i napojów.

Ułatwianie komunikacji międzyagencyjnej w celu współpracy i integracji rozwiązań w zakresie zapobiegania otyłości, żywienia i aktywności fizycznej z programami resortowymi, myśleniem strategicznym, planowaniem i infrastrukturą Regulowanie marketingu i reklamy dla przemysłu spożywczego i napojów; wymaganie reklamy zdrowej żywności Opracowywanie, testowanie i wdrażanie wskaźników i systemów monitorowania polityki żywieniowej i środowiskowej, a także innych strategii zapobiegania czynnikom ryzyka na poziomie krajowym, krajowym i lokalnym

System opieki zdrowotnej:

Systemy szpitalne powinny oferować pacjentom, usługodawcom, rodzinom i odwiedzającym zdrową żywność w całym szpitalu; podobnie jak wiele kampusów szpitalnych staje się wolnych od dymu tytoniowego, systemy opieki zdrowotnej powinny oferować zdrową żywność i napoje.

Pracownicy służby zdrowia powinni kształtować zdrowe zachowania; powinni chwalić rodziców, którzy kształtują zdrowe zachowania; powinni zachęcać i prowadzić rodziców, którzy chcą być skutecznymi wzorcami. Pracownicy służby zdrowia powinni włączyć ocenę wagi i obliczenia BMI do wszystkich badań lekarskich dla dorosłych i dzieci.

(3) PROPONOWANY PROTOKÓŁ DLA PICU

Przegląd:

Protokół ten został opracowany i rekomendowany przez zespół badawczy we wcześniejszym badaniu przeprowadzonym na Wydziale Lekarskim Uniwersytetu w Kairze w 2007 r. na temat badawczy zatytułowany "Postępy w zakresie wsparcia żywieniowego pooperacyjnych pediatrycznych chorób serca".

Nasz zespół badawczy przejrzał jego zawartość i uznał go za dobry przykład do zastosowania w badaniach porównawczych.

Protokół:

* Napój przedoperacyjny bogaty w węglowodany (400 ml, 50 g glukozy) okazał się przydatny w obniżaniu oporności na insulinę. Istotne badania wykazały, że opróżnianie żołądka zostało zakończone w ciągu 2 godzin od spożycia tego napoju.

* Hiperglikemię pooperacyjną należy leczyć podskórną insuliną (5,0 jednostek co 4-6 godzin dla glukozy od 200 do 250 mg/dl; 7,5 jednostek dla 250 do 300 mg/dl; 10,0 jednostek dla 300 do 350 mg/dl). Po zamówieniu pożywki na następne 24 godziny, do mieszanki dodaje się połowę podskórnej dawki insuliny. Jako dawkę początkową należy zastosować co najmniej 10 jednostek normalnej insuliny na litr roztworu, a w niektórych przypadkach może być wymagane maksymalnie 40 U/L.

Jeśli wymagane są wyższe dawki insuliny (> 100 U/dzień), należy zastosować osobny wlew insuliny lub kroplówkę insuliny.

Tabela 12: Wymagania dotyczące płynów

Waga	**Tom**
Wstępnie dojrzały < 1,5 kg	150 ml/kg
Niemowlęta i noworodki 1,5-10 kg	100 ml/kg dla pierwszych 10 kg
Niemowlęta i dzieci od 10 do 20 kg	1 000 ml + 50 ml/kg w 10 kg
Dzieci > 20 kg	1 500 + 20 ml/kg powyżej 20 kg

Wymagania konserwacyjne dla Na+ i K+ wynoszą od 2 do 4 mEq/kg; roztwór może być podawany jako 0,2% roztwór soli z dodatkiem 5 lub 10% dekstrozy i K+.

Tabela 13: Wsparcie żywieniowe poprzez peryferyjny dostęp do żył

Składnik	**Ilość (na kg/24 h)**
Glukoza	15-20 g
Białko	2.0-4.0 g
Sód	2-4 mEq
Potas	2-4 mEq
Chlorek	3-6 mEq
Magnez	0,5-1,0 mEq
Piłka nożna	0,5-3,0 mEq
Fosforan	0,5-1,0 mEq
Elementy śladowe †	0,1 ml (0,3 ml dla niemowląt)
Infuzja multiwitaminowa (MVI) ‡	1 butelka (rozcieńczona do 3 ml)
Heparyna	1,0 IU/ml
Objętość białek glukozy	120-160 ml
Wielki	4 g
10 % objętości emulsji tłuszczowej	40 ml
Całkowita objętość	160-200 ml
Łączna liczba kilokalorii	102-121 kcal

Uwaga *Obiec 1 000 ml roztworu wzorcowego przygotowuje się przez zmieszanie 500 ml dekstrozy w 20 % wodzie z 500 ml aminokwasów w 4 % w celu uzyskania końcowego stężenia 10 % dekstrozy i 2 % aminokwasów. W zależności od masy ciała pacjenta dodawane są odpowiednie ilości elektrolitów, witamin i mikroelementów.

Każde 0,5 ml roztworu pierwiastka śladowego (Michigan Medicine, 2017) zawiera cynk, 100 μg; miedź, 20 μg; mangan, 10 μg; chrom, 0,2 μg.

Każdy ml IVM (USV corp pharmaceutical, 2012) zawiera witaminę A, 2000 IU; witaminę D, 200 IU; kwas askorbinowy, 100 IU; tiaminę (witaminę $_{B1)}$, 10 mg; ryboflawinę (witaminę $_{B2)}$, 2 mg; amid niacyny, 20 mg; pirydoksynę (witaminę $_{B6)}$, 3 mg; dekspantenol, 5 mg; witaminę E, 1 IU.

Tabela 14. Wsparcie żywieniowe poprzez centralny dostęp żylny

Składnik	Ilość (na kg/24 h)
Glukoza	15-30 g
Albumina	2.0-4.0 g
Sód	2,4 mEq
Potas	2,4 mEq
Chlorek	3-6 mEq
Magnez	0,5-1,0 mEq
Piłka nożna	0,5-3,0 mEq
Fosforan	0,5-1,0 mEq
Elementy śladowe†	0,1 ml (0,3 ml dla niemowląt)
Wlew multiwitaminowy (MVI)‡	1 butelka (rozcieńczona do 3 ml)
Heparyna	1,0 IU/ml
Objętość białek glukozy	60-114 ml
Wielki	1-4 g
10 % objętości emulsji tłuszczowej	Od 10 do 40 ml
Całkowita objętość	70-154 ml
Łączna liczba kilokalorii	70-154 kcal

*Każdy 1000 ml roztworu wzorcowego przygotowuje się przez zmieszanie 500 ml 50% dekstrozy i wody z 500 ml 7% aminokwasów w celu uzyskania końcowego stężenia 25% dekstrozy i 3,5% aminokwasów. W zależności od masy ciała pacjenta dodawane są odpowiednie ilości elektrolitów, witamin i mikroelementów.

Każde 0,1 ml roztworu pierwiastka śladowego (Michigan Medicine, 2017) zawiera cynk, 100 μg; miedź, 20 μg; mangan, 10 μg; chrom, 0,2 μg; oraz selen, 1,2 μg. Specjalny roztwór neonatalnych pierwiastków śladowych zawiera 300 μg cynku w 0,3 ml i takie same ilości jak pozostałe pierwiastki.

Każda fiolka pediatryczna (***USV corp pharmaceuticals corp, 2012)*** (rozcieńczona do 3 ml) zawiera witaminę A, 2300 IU; witaminę D, 400 IU; kwas askorbinowy, 80 IU; tiaminę (witaminę B1), 1,2 mg; ryboflawinę (witaminę B2), 1.4 mg; amid niacyny, 17 mg; pirydoksyna (witamina B6), 1 mg; dekspantenol, 5 mg; witamina E, 7 IU; kwas foliowy, 140 μg; cyjanokobalamina (witamina B12), 1 μg; fitonadion (witamina K1), 200 μg; oraz biotyna, 20 μg.

* Maksymalna prędkość infuzji 2,5 g/kg/d

* Wskaźnik infuzji dla ciężko chorych dzieci 1g/kg/d

* Aby wybrać ścieżkę zasilania, należy postępować zgodnie ze schematem na rysunku 4.4 na stronie 55.

ROZDZIAŁ 6

OGRANICZENIE WZROSTU CHD

Przegląd :

Zawroty głowy, mała masa ciała i odpady są nawracającymi problemami u dzieci z wrodzoną chorobą serca ***(Okoromah, 2011)***. Niedożywienie u tych dzieci zwiększa ryzyko zakażenia i śmiertelności, nawet po korekcji chirurgicznej. Ponadto, niedożywienie naraża te dzieci na wysokie ryzyko zawrotów głowy, co zazwyczaj wiąże się z niską zdolnością intelektualną, opóźnieniem umysłowym i słabymi wynikami w nauce. Konsekwencje te znacznie osłabiają "wydajność ekonomiczną" dorosłego życia. ***(Medoff-Cooper, 2011)***

Tabela 8: ***Kryteria określania niedożywienia u dzieci z chorobą wieńcową serca (Hagau N,2010)***

- Weight for age <3rd percentile
- Height/length for age <3rd percentile
- Weight for length <3rd percentile
- Reduction in >2 percentiles for weight for age, length/height for age, and/or weight for length

*Measurements should be plotted on growth charts to evaluate percentiles and growth trends. The Centers for Disease Control and Prevention (CDC) recently recommended that measurements for infants <24 months of age be plotted on the 2006 modified WHO growth curves, but that measurements for children >24 months of age be plotted on the CDC curves (44). Utilize specialized growth charts for infants with trisomy 21.

Etiologia niedożywienia u pacjentów pediatrycznych z chorobą wieńcową: niewystarczające spożycie *(Norris MK, 1994)*

• Anoreksja spowodowana problemami z sercem lub jako efekt uboczny leków

• Zmęczenie podczas karmienia

• Nieprawidłowe połykanie, w tym ssanie, połykanie, nieskoordynowane oddychanie; nieprawidłowy czas przejścia doustnego; zadławienie się; kneblowanie

• Awersja ustna

• Dysfunkcje neurologiczne spowodowane wcześniactwem lub powikłaniami operacyjnymi

• Dysfunkcja krtani

• Częste wymioty lub oznaki GERD

• Wczesne uczucie sytości i zmniejszenie objętości żołądka z powodu wątroby i/lub wodobrzusza w CHF

• Tachipnea

• Ograniczenie dotyczące płynów

• Częste okresy braku zysku w przypadku procedur medycznych/sprawach szpitalnych

• Powtarzające się infekcje dróg oddechowych

• Problemy psychospołeczne, w tym nieoptymalne wzorce żywieniowe/ wskaźniki głodu i interakcje z opiekunami; lęk żywieniowy rodziców, zwłaszcza sztuczne odżywianie

potrzebne są metody; oraz ograniczenia finansowe

Wzrost zapotrzebowania na energię: ***(McGrail K. , 1997)***

• Reakcja na przewlekły stres metaboliczny w CHF

• Pooperacyjny stres metaboliczny

• Względny wzrost masy chudego ciała w stosunku do

niedożywionej masy tłuszczowej pacjenta

• Tachipnea

• Tachycardia

• Hipertrofia serca

• Policytemia w celu zrekompensowania chronicznego niedotlenienia

• Zwiększona aktywność układu współczulnego układu nerwowego

• Infekcje, gorączka, posocznica

Nieefektywne wykorzystanie / absorpcja składników odżywczych : (Hagau N. et al., 2010)

• Wymiotować

• Redukcja splanchnicowego przepływu krwi

• Niewystarczające opróżnianie żołądka i upośledzenie motoryki jelit

• Obrzęk jelita cienkiego/śluzówki (konsekwencja niewydolności serca po prawej stronie), prowadzący do nieprawidłowego wchłaniania składników odżywczych

• Nadmierna utrata składników odżywczych, w tym enteropatia lub sterylizacja, która prowadzi do utraty białka.

• Nadmierne straty pierwiastków śladowych, tj. wapnia i potasu

• Atrofia błony śluzowej jelita prowadząca do zaburzeń wchłaniania u pacjentów ze znacznym wcześniejszym niedożywieniem

• Niedoskonałość IGF-1

Skróty: GERD = choroba refluksowa żołądkowo-przełykowa; CHF = zastoinowa niewydolność serca; IGF-1 = insulinopodobny czynnik wzrostu 1

Do czynników ryzyka niedożywienia u dzieci z chorobą wieńcową należą: niewydolność serca, sinica, liczne wady serca, późna operacja korekcyjna, niedokrwistość i nadciśnienie płucne. Ponadto u dzieci z chorobą wieńcową niedożywienie przypisuje się również nieodpowiedniemu spożyciu pokarmu ze względu na trudności w karmieniu i zwiększony wydatek energetyczny u tych dzieci. W krajach rozwijających się operacje korekcyjne wad wrodzonych serca są opóźnione, co zwiększa prawdopodobieństwo rozwoju niedożywienia u dzieci ***(Vaidyanathan B, 2002).***

Niedokrwistość jest często związana z niedożywieniem u dzieci z wrodzoną chorobą serca. ***(Hassan BA, 2015)*** Niedożywione dzieci często cierpią na anemię, którą przypisuje się hipoplazji szpiku kostnego, żelazo, witaminę B12, witaminę A i niedobór folianów. ***(Özkale M, 2014)***

Dzieci z wrodzoną chorobą serca mogą nie otrzymać wystarczającej ilości kalorii z karmienia butelką lub karmienia piersią samodzielnie. Dzieci te mogą potrzebować dodatkowej metody karmienia przez przewód nosowo-żołądkowy. Metoda ta zmniejsza "wysiłek" związany z karmieniem i sprzyja dalszemu wzrostowi masy ciała ***(AHA, 2010).***

Wzrost gospodarczy wraca do normy:

Dzieci wracające do zdrowia po niedożywieniu potrzebują dodatkowych kalorii, aby skorygować swoje deficyty wzrostu (waga, wzrost). W tym przypadku zapotrzebowanie na energię można obliczyć na podstawie 50. percentyla wagi i wzrostu dla rzeczywistego wieku, a nie na podstawie rzeczywistej wagi. Różnica ta zapewni dodatkowe kalorie (powyżej dziennego zapotrzebowania), aby przywrócić wzrost. Obliczenia mogą być również oparte na rzeczywistej masie ciała pomnożonej przez

1,2-1,5, a nawet 1,5-2 razy w przypadku ciężkiej niepełnosprawności rozwojowej, aby zapewnić dodatkowe kalorie potrzebne do przywrócenia wzrostu. Dodatkowe zapotrzebowanie na kalorie powinno być dostosowane do przyrostu masy i wzrostu. ***(ESPGHAN, 2005)***

Pacjenci z niedowagą, o ile nie muszą odzyskać swojej wagi, mogą potrzebować 130 do 150% REE. Zużycie energii nie powinno być zwiększone po operacji bez komplikacji. Całkowite zapotrzebowanie na energię pozajelitową (w tym na białko) stabilnych pacjentów można oszacować w przybliżeniu przy pomocy następującej tabeli ***(ESPGHAN, 2005)***

Jeśli dziecko nie rośnie normalnie z powodu choroby serca, operacja serca może prowadzić do szybszego wzrostu, z okresem "powrotu do zdrowia" w zakresie wagi i wzrostu. Dzieci z wrodzonymi wadami serca często osiągają zadowalający wzrost w okresie dojrzewania ***(AHA, 2010).***

Spełnianie potrzeb wzrostu: ***(Podręcznik Żywienia Dziecka, 1999)***

1. Zapisz wzrost i wagę dziecka na wykresach wzrostu (WHO) w zależności od wieku.
2. Ustalić zalecane kalorie na kilogram dla wieku dziecka.
3. Ustalić idealną wagę (50° percentyla) dla wzrostu tego dziecka.
4. Mnożąc wartość otrzymaną w pkt 2 przez wartość otrzymaną w pkt 3.
5. Otrzymaną wartość podzielić przez (4) przez rzeczywistą wagę.

W równaniu z białkiem, należy wykonać te same kroki, ale w (2), zastąpić kalorie białkiem. Wytyczne służą do szacowania zbieżnych potrzeb rozwojowych; dokładne, indywidualne potrzeby różnią się i zależą od stanu zdrowia i diagnozy. ***(Podręcznik Żywienia Pediatrycznego, 1999)***

Tabela 9: Potrzeby w zakresie wzrostu w ***Podręczniku Żywienia Pediatrycznego*** Konwergencja ***(1999)***, wydanie drugie.

Catch-up growth requirements

$$\text{Catch-up growth Requirement (kcal/kg/d)} = \frac{\text{RDA calories for age (kcal/kg/d)} \times \text{Ideal weight for height (kg)}}{\text{Actual weight (kg)}}$$

$$\text{Protein requirement (g/kg/d)} = \frac{\text{RDA protein for age (g/kg/d)} \times \text{Ideal weight for height (kg)}}{\text{Actual weight (kg)}}$$

ROZDZIAŁ 7
IMMUNONUTRALIZACJA

Koncepcja:

Odżywianie immunologiczne jest ważną częścią żywienia i zdrowia. Jest on definiowany jako wpływ spożycia określonych składników odżywczych na funkcjonowanie układu odpornościowego. Koncepcja żywienia immunologicznego może być stosowana w każdej sytuacji, w której zmodyfikowane spożycie składników odżywczych jest wykorzystywane do regulowania reakcji immunologicznych. Ponadto, antyoksydanty są pierwszą linią obrony naszego organizmu. Istnieje ścisły i silny związek między niedoborem składników odżywczych a nieprawidłową reakcją immunologiczną, w tym produkcją przeciwciał, funkcją cytokin i fagocytów oraz odpornością przeciwzapalną. (Vetvickova, 2016). Przewód jelitowy jest główną granicą pomiędzy ciałem człowieka a środowiskiem zewnętrznym. Składniki odżywcze są bardzo ważne dla niezawodności bariery nabłonkowej w jelicie. ***(De Santis S, 2015)***

Kto skorzysta na odżywianiu immunologicznym:

Najważniejszym celem nie jest szybkie osiągnięcie pełnego spożycia kalorii, ale stałe zaopatrywanie błony śluzowej jelita w użyteczne elementy immunologiczne, takie jak glutamina i włókna, w celu zachowania efektu bariery, warstwy śluzowej i stanu immunologicznego błony śluzowej. Osiągnęliśmy w ten sposób znaczące wyniki w leczeniu chirurgicznym pacjentów, zmniejszając tempo infekcji i hospitalizacji. Możliwe jest stworzenie nowych perspektyw w walce z infekcjami chirurgicznymi poprzez dodanie probiotyków do żywienia dojelitowego w celu poprawy mikrośrodowiska jelita grubego ***(Mangiante, 2005).***

Do niedawna wsparcie żywieniowe na oddziale intensywnej terapii miało na celu dostarczenie wystarczającej ilości kalorii i białka. Ostatnio jednak uwaga skupiła się na uzupełnianiu potrzeb energetycznych o konkretne składniki odżywcze, aby działać na różnych ścieżkach, które wpływają na odpowiedź zapalną zwaną immuno-odżywianiem. Uwaga skupiła się na argininie, glutaminie, olejach rybnych (n-3 kwasy tłuszczowe) i kwasach nukleinowych. Większość badań podała mieszankę tych składników odżywczych, które zostały nazwane "neutraceutykami". W porównaniu do zwykłych pokarmów dojelitowych ich stosowanie wiąże się z mniejszą częstością występowania powikłań pooperacyjnych po operacji urazu brzucha. Dane dotyczące oporności immunologicznej po raz kolejny pokazują, że PL lub obowiązkowe żywienie doustne nie zmienia śmiertelności i że oporność immunologiczna może przyczynić się do pewnego zmniejszenia liczby zakażeń ***(Schmidt, 2003).***

Wytyczne ESPEN i CSCS/ASPEN wspierają stosowanie diet z zastosowaniem bodźców immunologicznych u pacjentów z lekką i umiarkowaną posocznicą. Jednak obie organizacje zniechęcają do stosowania diet wspomagających odporność u pacjentów z ciężką sepsą. Wytyczne GCCP stanowią, że diety z niedoborem argininy nie powinny być stosowane u ciężkich pacjentów (zwłaszcza tych z sepsą). Idealny reżim dla pacjentów z sepsą nie został jeszcze ustalony. Wykazano, że formuła oleju rybiego/AGL/antyutleniacza jest korzystna u pacjentów z ciężką sepsą lub wstrząsem septycznym z ALI/ARDS. ***(Ponti-Arruda, 2006).***

Specyficzne składniki odżywcze :

Najważniejsze dawki odżywcze to arginina (wzrost funkcji komórek T), kwasy tłuszczowe omega-3 (spadek mediatorów prozapalnych u osób zestresowanych), glutamina (służąca jako energia utleniająca do szybkiego podziału komórek) oraz antyoksydanty (np. cynk),

witamina C, witamina E, miedź, selen, żelazo i β-karoten), nukleotydy (poprawiające odpowiedzi immunologiczne). ***(Zamek Y, 2015)***

Witamina D

Niedobór witaminy D powoduje regulację układu (renina-angiotensyna-aldosteron) poprzez hamowanie (synteza reniny). U niemowląt z zastoinową niewydolnością serca, średnia frakcja skracająca (5-18%), odnotowano ogólnie niski poziom wapnia i witaminy D w surowicy z równoczesnym wzrostem stężenia hormonu przytarczycowego. Dzieci z dysfunkcją mięśnia sercowego powinny zwracać szczególną uwagę na suplementację witaminy D, zwłaszcza gdy jej poziom jest niski. ***(Nemerowski CW, 2009)***

Magnez:

Magnez jest niezbędny dla prawie wszystkich funkcji hormonalnych. Wspomaga on zarówno równowagę jonową komórek mięśnia sercowego, jak i potencjał błon komórkowych. Hipomagnezemia występuje często u dzieci (34%), które poddawane są operacji serca. Hipomagnezemia często wiąże się z dłuższą wentylacją mechaniczną i dłuższym pobytem na intensywnej terapii. Dlatego też przechowywanie wyższych poziomów magnezu całkowitego (>2 mg/dl) jest korzystne, zwłaszcza jeśli istnieje wysokie ryzyko wystąpienia arytmii pooperacyjnych. ***(Muñoz R, 2000)***

Cynk

Cynk jest niezbędny dla prawidłowego funkcjonowania układu odpornościowego, reakcji na stres oksydacyjny, homeostazy glukozy, funkcji neuropoznawczych, gojenia się ran, wzrostu i rozwoju. Ponadto cynk jest niezbędnym współczynnikiem dla wielu enzymów oraz czynników transkrypcyjnych i replikacyjnych. Suplementy cynku mogą odgrywać kluczową rolę w korygowaniu zaburzeń patofizjologicznych obserwowanych w ciężkiej sepsie.

Suplementacja wysokimi dawkami cynku może być strategią terapeutyczną w leczeniu sepsy i zapewnić przeżycie ciężko chorym dzieciom w okresie pooperacyjnym. ***(Załącznik, 2009)***

Glutamina

U krytycznie chorych, niedobór glutaminy jest częstym powikłaniem. Często wiąże się to z wysoką śmiertelnością. W stanach katabolicznych tkanka mięśniowa uwalnia ogromne ilości glutaminy, która stanowi źródło energii do szybkiego podziału komórek, takich jak enterocyty i limfocyty.

Uważa się go za prekursora syntezy "kwasu nukleinowego" i ważnego prekursora homeostazy "kwasowo-zasadowej" w nerce. Glutamina jest zatem "niezbędna warunkowo" u pacjentów z chorobami krytycznymi. W szczególności u noworodków przed lub po operacji serca lub u pacjentów pooperacyjnych z "zespołem niskiego rzutu serca", u których występuje wysokie ryzyko "niedokrwienia jelit", cenna jest suplementacja glutaminą w ilości 0,3-0,5 g/kg/dobę. ***(Wischmeyer, 2009)***

Arginina:

-

W okresie noworodkowym, arginina jest jednym z najbardziej niezbędnych aminokwasów. Odgrywa pionierską rolę w syntezie tlenku azotu i innych ważnych metabolitów, takich jak glutaminian, poliaminy, kreatyna, ornityna, mocznik i prolina. Kontroluje on układ odpornościowy poprzez zwiększenie liczby komórek T poprzez zwiększenie poziomu prolaktyny. Arginina odgrywa również rolę w zwiększaniu poziomu insuliny, hormonu wzrostu, i działa jako antidotum na kataboliczne skutki stresu chirurgicznego. Suplementy argininowe stosowane są głównie u niemowląt ze względu na ich związek z mniejszą częstością występowania chorób neurodegeneracyjnych. ***(Jones NE, 2008)***

Składniki odżywcze do rozważenia:

Emulsje lipidowe: jest to niezwykłe źródło energii i niezbędnych kwasów tłuszczowych w diecie ciężko chorych pacjentów. Większość kwasów tłuszczowych jest estryfikowana jako triglicerydy. Kwasy tłuszczowe pełnią wiele funkcji fizjologicznych w organizmie człowieka. Są one prekursorami, regulatorami ekspresji genów lub biorą udział w sygnalizacji komórkowej. ***(Liolios, 2005).***

Kwas tłuszczowy Omega-6:

znane również jako (kwasy tłuszczowe ω-6 lub n-6) są rodziną prozapalnych i przeciwzapalnych wielonienasyconych kwasów tłuszczowych. Mają one wspólne wiązanie podwójne węglowo-węglowe na pozycji n-6, tj. wiązanie szóste, od końca metylowego (Chow, 2001).

Niektóre badania medyczne sugerują, że nadmierny poziom kwasów tłuszczowych omega-6 w olejach nasiennych, w porównaniu z niektórymi kwasami tłuszczowymi omega-3, może zwiększyć prawdopodobieństwo wystąpienia różnych chorób. (Hibbeln. etal, 2007). Nadmiar kwasów tłuszczowych omega-6 w olejach roślinnych zakłóca korzyści zdrowotne kwasów tłuszczowych omega-3, częściowo dlatego, że konkurują one o te same enzymy, które ograniczają ich poziom. Wysoki procent kwasów tłuszczowych omega-6 do omega-3 w diecie zmienia stan fizjologiczny tkanek na korzyść patogenezy wielu chorób: prozakrzepowych, prozapalnych i prozwężających. Badania sponsorowane przez przemysł sugerują, że kwasy tłuszczowe omega-6 powinny być spożywane w stosunku 1:1 do omega-3. ***(Simopoulos, A.P., 2003).***

Żywieniowe źródła kwasów tłuszczowych omega-6 są następujące

-Cztery główne oleje jadalne (palmowy, sojowy, rzepakowy i słonecznikowy)

-Inne źródła: drób, jaja, suszone owoce, obrane nasiona sezamu, zboża, pszenica durum, chleb razowy, większość olejów roślinnych, olej sojowy, olej bawełniany, olej słonecznikowy, olej kukurydziany ***(Gunstone, Frank, 2007).***

<u>Olej sojowy:</u> jest kwasem tłuszczowym omega-6 stosowanym w dietach NP. Zawiera dużą ilość kwasu linolowego, który jest metabolizowany do kwasu arachidonowego. Kwas pajęczakowy odgrywa ważną rolę w syntezie eikozanoidów (prostaglandyna E2 i leukotrien B4), które z kolei mają różne działania prozapalne (gorączka, zwiększona przepuszczalność naczyniowa, uwalnianie reaktywnych form tlenu i enzymów lizosomalnych, produkcja czynnika martwicy nowotworów, interleukina-1, interleukina-6 i wiele innych), biorących udział w ciężkich chorobach. Prostaglandyna E2 ma właściwości immunosupresyjne, a leukotrien B4 jest podwyższony we wczesnych stadiach zespołu zaburzeń oddechowych. Poziom Leukotrienu B4 może służyć jako wskazówka do prognozowania tego zespołu. ***(Liolios, 2005).***

ROZDZIAŁ 8

ASPEKTY PRAKTYCZNE I PORADY DLA RODZINY

"Twoje dziecko ma specjalne potrzeby żywieniowe."

Niemowlęta i dzieci z wrodzonymi wadami serca powinny stosować się do zaleceń American Heart Association dotyczących "zdrowego" żywienia, opartych na wieku. Pracownicy służby zdrowia powinni być tego świadomi i dostarczać rodzinom, zwłaszcza matkom, więcej informacji na ten temat. Powszechnie wiadomo, że niemowlęta i dzieci z chorobami serca potrzebują diety "wysokokalorycznej" i mają specjalne potrzeby żywieniowe, aby pozostać zdrowymi i dobrze się rozwijać. ***(American Heart Association, 2017)***

Rodziny, zwłaszcza matki, muszą znać kluczowe fakty dotyczące wzrostu dziecka oraz różne czynniki związane z wrodzonymi wadami serca, które mogą utrudniać rozwój dziecka. Zdrowe dzieci zwykle podwajają swoją wagę urodzeniową w wieku od czterech do pięciu miesięcy. Niemowlęta i dzieci z wrodzonymi chorobami serca, takimi jak sinica (niebieska kropka) lub zastoinowa niewydolność serca, mogą powoli przybierać na wadze. Akceptowany zakres przyrostu masy ciała dziecka z wadą serca wynosi około (8 uncji = 3,5 g) do (1 funt = 0,45 kg) w miesiącu. ***(AHA, 2010)***

Częstymi czynnikami wrodzonej choroby serca, które mogą zakłócać wzrost dziecka lub niemowlęcia są: wyraźnie szybki rytm serca (bicie serca) ze zwiększonym oddechem (oddychanie), który powoduje zmęczenie, a w konsekwencji zmniejszenie spożycia żywności i kalorii. Powtarzające się infekcje dróg oddechowych (zapalenie oskrzeli, zapalenie płuc) i złe wchłanianie składników pokarmowych z przewodu pokarmowego w wyniku zmniejszenia podaży tlenu (niedotlenienie) to kolejne częste czynniki związane z chorobami serca u dzieci. ***(AHA, 2010).*** Strona

Wzrost dziecka może być predysponowany do związanych z tym warunków genetycznych lub dziedzicznych. Podobnie jak w sytuacjach takich jak Trisomia 21 (zespół Downa), stosuje się kilka "specyficznych" krzywych wzrostu. ***(CDC, 2017)***

Zalecenia dietetyczne American Heart Association dla osób z chorobami serca *(AHA, 2017)*

***Zaczyna się we wczesnym dzieciństwie*:**

- Karmienie piersią jest najlepszą formułą odżywczą, która wspiera optymalny rozwój i wzrost w ciągu pierwszych 4-6 miesięcy po porodzie. Zaleca się kontynuowanie karmienia piersią przez (12 miesięcy). Przejście na inne składniki odżywcze może rozpocząć się około 4-6 miesięcy, aby zapewnić obecność odpowiednich mikroelementów w diecie niemowlęcia. Wprowadzenie czystego soku powinno być opóźnione co najmniej do (6 miesięcy) i nie powinno przekraczać (4-6 uncji na dzień). Sok powinien być podawany w "pojedynczej filiżance"*.* ***(AHA, 2017)***

- Unikaj nadmiernego karmienia niemowląt i dzieci - zazwyczaj są one w stanie samodzielnie dostosować ilość kalorii, której potrzebują każdego dnia. Ich spożycie kalorii często różni się w zależności od posiłku, dlatego nie należy wymagać od nich, aby kończyli posiłek w dowolnym momencie. Powinniśmy być zaznajomieni ze zdrowym odżywianiem i zachować fakt, że powinno się je oferować, jeśli ogólna wartość odżywcza nie polega tylko na dostarczaniu kalorii. *(AHA, 2017)*

Przykłady często zadawanych pytań :

Czy karmienie piersią nie jest zbyt trudne dla serca mojego dziecka?

W rzeczywistości wysiłek związany z karmieniem piersią jest mniejszy niż w przypadku karmienia butelką. Ponieważ dziecko może łatwiej koordynować ssanie i połykanie z wysiłkiem oddychania. Ponadto, ilość tlenu dostępna podczas

"Karmienie piersią" to więcej niż "karmienie butelką". Ogólnie rzecz biorąc, dzieci "karmione piersią" z wrodzoną chorobą serca mają większy przyrost wagi niż dzieci "karmione butelką" ***(AHA, 2010).***

Skąd mam wiedzieć, że masz już dość?

Dziecko prawie na pewno otrzyma wystarczającą ilość mleka, jeśli matka będzie karmić piersią (8 do 12 razy dziennie). Wiarygodny przyrost masy ciała jest również dobrym wskaźnikiem, że dziecko otrzymuje wystarczającą ilość mleka. Zanim matka opuści szpital, konsultant ds. karmienia piersią musi upewnić się, że karmienie piersią przebiega prawidłowo. ***(AHA, 2010)***

Medycyna sercowa i żywienie

Wiele dzieci z wadami wrodzonymi serca przyjmuje leki, aby kontrolować zastoinową niewydolność serca. Leki, które przepisano, nie wpływają na dietę. Najlepiej podać lek dziecku przed posiłkiem. Leki nie powinny być mieszane w butelce, ponieważ dziecko może nie skończyć butelki. Jeśli dziecko wymiotuje po otrzymaniu leku, zaleca się nie podawać go ponownie do następnego zaplanowanego terminu. Jeśli Twoje dziecko otrzymuje lek moczopędny uwalniający potas (Lasix), zalecamy suplement potasowy. Należy doradzać matkom, aby dodawały do diety dziecka pokarmy bogate w potas. Matki powinny być informowane o "znakach ostrzegawczych", aby mogły skontaktować się z najbliższym kardiologiem lub pracownikiem służby zdrowia. Na przykład, jeśli dziecko zaczęło wymiotować więcej niż 2 lub 3 razy dziennie lub źle karmić piersią ***(AHA,2010)***

10 STEPS TO SUCCESSFUL GROWTH ASSESSMENT AND COUNSELLING

Note: The instructions refer to the child in masculine (he/his/him) to distinguish from the caregiver (she/her) who is referred to as "the mother" for simplicity

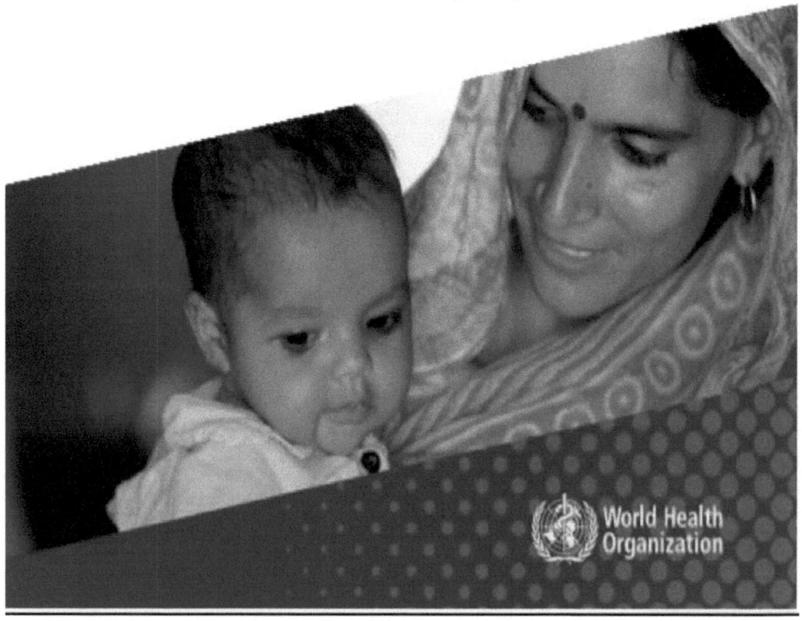

1  Take genuine interest in the child (look at him, smile, call him by name) to help him trust and feel safe with you. This is reassuring for the mother too.

2 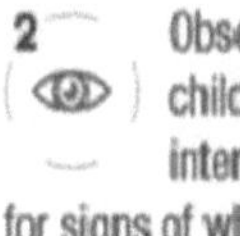 Observe how the child and mother are interacting and look for signs of what may require more attention.

3 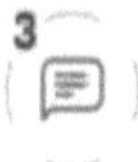 Explain to the mother why you're taking measurements and that you need her help to do them correctly. Guide her to help you.

4 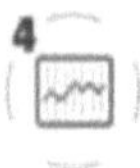 Plot the measurements on the chart, show it to the mother and explain to her how her child is growing. Link this conversation to the child's feeding, care, protection and stimulation.

5  Compliment the mother for the behaviours she is putting into practice to promote healthy growth and development.

6  When discussing possible causes of poor growth, engage the mother fully in the conversation and let her identify some potential causes herself.

7 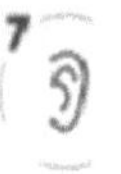 Listen to her with empathy, and encourage her to take the action that's within her means.

8 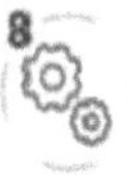 Work together with her in defining feasible steps to help improve child's growth and development.

9 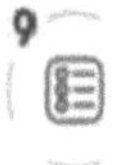 Limit your advice to 2 or 3 actions for improved care and feeding that are most important and feasible.

10 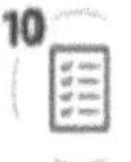 Ask checking questions to ensure that the mother understands the recommendations and then set a general goal for improved growth for the child's next visit.

Pacjenci i metody

Studio projektowe :

Było to badanie obserwacyjno-kontrolne u 50 dzieci w wieku od 0 do 60 miesięcy z objawową wrodzoną chorobą serca. Zostali oni zatrudnieni w Klinice Kardiologii Dziecięcej Asuańskiego Centrum Kardiologicznego w okresie od (marzec-sierpień 2016 r.). Grupa 50 pozornie zdrowych dzieci w tym samym wieku i płci reprezentowała naszą grupę kontrolną. Przed zapisaniem się na studia uzyskano świadomą zgodę rodziców i innych asystentów, a badanie zostało zatwierdzone przez Komisję Etyki Szkoły Medycznej Uniwersytetu w Asuanie.

Gromadzenie danych :

(1) Wszystkie 50 dzieci z objawową chorobą wieńcową zostało przyjętych:

- Wywiad lekarski i badanie kliniczne.
- Na podstawie obrazu klinicznego i wyników badań echokardiograficznych zostały one podzielone na dwie podgrupy (cyjanotic, jedna cyjanotic)
- Wstępna ocena żywieniowa przed przyjęciem w celu skorygowania wrodzonej wady serca, zarówno za pomocą cewnika, jak i po operacji. Ocena obejmuje trzy główne sposoby oceny (subiektywną, obiektywną i biochemiczną).
- Po wyjściu ze szpitala, rodzina została poinformowana o szczególnych potrzebach i wymaganiach żywieniowych dziecka.

➢ W ciągu trzech miesięcy w przychodniach przeprowadzono ocenę uzupełniającą, obejmującą trzy główne sposoby.

(2) Zrekrutowano grupę 50 pozornie zdrowych dzieci, wybranych z prawidłowych przypadków innych badań przesiewowych (w Asuan Cardiac Centre) lub z prawidłowych przypadków źle rozpoznanych jako choroba wieńcowa (np. FOP/ASD):

➢ Pełny wywiad lekarski i badanie kliniczne. Przeprowadzono ocenę żywieniową, która obejmuje subiektywne, obiektywne i biochemiczne warunki. Rodzinom zalecono zdrową dietę dla całej populacji w tej grupie wiekowej.

➢ Badanie echokardiograficzne w celu wykluczenia nieprawidłowości echokardiograficznych.

(3) Analizę danych i porównanie między dwiema głównymi grupami (przypadek, kontrola) i dwiema podgrupami (cyjanotic, jedna cyjanotic) przeprowadzono zarówno w ocenie wstępnej, jak i w ramach działań następczych.

(4) Zbadano wyniki modelu żywieniowego i badane poziomy populacji w celu umożliwienia realizacji odpowiednich zaleceń.

Przemówienia :

Żadnego. Analiza tylko danych pacjenta

Kryteria włączenia obejmują :

➢ Wiek: (0-60 miesięcy)

➢ Obie płci.

➢ Zdiagnozowany jako pacjent z sercem

Kryteria wyłączenia :

- Każda poważna, trwająca ostra choroba wymagająca hospitalizacji.
- choroby przewlekłe inne niż choroba wieńcowa, związane z wyraźnym obrzękiem.
- Cechy dysmorficzne, inne choroby (w tym genetyczne), które wpływają na wzrost lub stan odżywienia dzieci.

Nie wydaje się, aby istniała jakakolwiek istotna różnica w statusie społecznym uczestników.

Metodologia: Wprowadzono wszystkie dzieci:

1.Historia, badanie kliniczne:

- Historia osobista: imię i nazwisko, wiek, płeć, sposób porodu**,** intensywna terapia noworodków i nawracające hospitalizacje.
- Historia współczesna: Objawy trudności w karmieniu.
- Historia społeczno-gospodarcza.
- Wywiad żywieniowy: Częstotliwość karmienia, Alergia na specjalny pokarm, Spożycie multiwitamin, Trudności w **karmieniu,** Względne proporcje spożywanych białek, węglowodanów i tłuszczów zostały zbadane u matki, przeprowadziliśmy rodzinną i zdrowotną konsultację.
  /...dla rodziny.
- Oceniano kliniczne objawy niedożywienia, takie jak symetryczny obrzęk, zmiany skórne i suche, cienkie, nie przebarwione włosy.

2. Metody oceny wartości odżywczej :

A) Subiektywna: Globalna ocena subiektywna (SZŚ).

B) Cel: Pomiary antropometryczne, WHO Z-score

C) Znaczniki biochemiczne: hemoglobina (g/dl), albumina surowicy (g/dl).

A) Subiektywne sposoby oceny stanu odżywienia :

I. Formularz globalnej subiektywnej oceny :

A. History

1. Weight change

Overall loss in past 6 months: ________ kg Percent loss ________

Change in past 2 weeks: ________ increase ________ no change ________ decrease

2. Dietary intake change relative to normal

No change ________

Change: duration ________ weeks ________ months

Type:

sub-optimal solid diet ________ full liquid diet ________

hypocaloric liquid diet ________ starvation ________

3. Gastrointestinal symptoms (persisting more than 2 weeks)

None ________ Nausea ________ Vomiting ________ Diarrhea ________ Anorexia ________

4. Functional capacity

No dysfunction ________

Dysfunction: duration ________ weeks ________ months

Type: working sub-optimally ________ ambulatory ________ bedridden ________

5. Disease and its relationship to nutritional requirements

Primary diagnosis: ________

Metabolic demand/Stress: none ________ low ________ moderate ________ high ________

B. Physical Examination (for each specify: 0 = normal, 1+ = mild, 2+ = moderate, 3+ = severe)

Loss of subcutaneous fat (triceps, chest) ________

Muscle wasting (quadriceps, deltoids) ________

Ankle edema ________ Sacral edema ________ Ascites ________

C. Subjective Global Assessment Rating

Well nourished A ________

Moderately (or suspected of being) malnourished B ________

Severely malnourished C ________

Charakterystyka ogólnej subiektywnej oceny Detsky et al, 2008. Żywienie rodzicielskie dojelitowe 11(1):8-13 [PubMed].

II. Ocena: przypisanie oceny APG do każdego kryterium (gdy A jest dobrze karmione, a C jest poważnie niedożywione).

Zmiana wagi w ciągu ostatnich 6 miesięcy

A : <5%

B : 5-10%

C : >10%

Zmiana wagi w ciągu ostatnich dwóch tygodni

A: Wzrost B:

Bez zmian C:

Spadek

Globalne zmiany w spożyciu żywności

A: Wzrost B:

Bez zmian C:

Spadek

Czas trwania zmiany diety (w tygodniach lub miesiącach)

Klinicysta subiektywnie kwalifikuje się jako A-C

Stopień zróżnicowania diety Lekarz z subiektywną klasyfikacją A-C

Przykłady: Nieoptymalna dieta stała, **kompletna dieta płynna, niskokaloryczne płyny lub dieta głodowa Utrzymywanie się objawów z przewodu pokarmowego >2 tygodnie**

Klinicysta subiektywnie kwalifikuje się jako A-C

Przykłady: Mdłości, wymioty, biegunka, anoreksja

Zmniejszenie ogólnej wydajności funkcjonalnej

A: Żadnego

B:

Umiarkowa

ne C:

Poważne

Czas trwania zmiany wydajności funkcjonalnej (w dniach, tygodniach lub miesiącach)

Klinicysta subiektywnie kwalifikuje się jako A-C

Wzrost wydajności funkcjonalnej

A: Poprawa B:

Bez zmian

C: Najgorsze wyniki fizyczne (klasyfikowane jako A = normalne i C = ciężkie)

Utrata tłuszczu podskórnego w tricepsie i

klatce piersiowej Utrata mięśni w deltoidzie

i czterogłowym Obrzęk kostki lub kości

krzyżowej

Ascites

Główny podstawowy warunek wpływający na odżywianie

A: Światło

B: Umiarkowana C: Poważne skutki podstawowych warunków popytu metabolicznego

A: Żadnego

B: Niski do

umiarkowanego

C: Wysoki

III. Interpretacja ogólnej subiektywnej oceny :

Korzystając z powyższych klasyfikacji, możliwe jest oszacowanie ogólnej klasyfikacji AGS

A: Dobrze karmione

B: Umiarkowanie

niedożywione C: Poważnie

niedożywione

b) obiektywne środki oceny stanu odżywienia :

Pomiary antropometryczne obejmują masę (kilogram), długość (centymetr), obwód głowy, klatki piersiowej i brzucha (centymetr) oraz grubość tricepsa i fałdu podłopatkowego skóry (milimetr). Zostały one wykonane zgodnie z normalnymi procedurami WHO. ***(WHO, 2017).***

Oceny Z dla masy ciała według wieku (WAZ), masy ciała według wzrostu (WHZ) i wzrostu według wieku (HAZ) zostały obliczone za pomocą modułu obliczeń antropometrycznych programu WHO Anthro (wersja 3.2.2, styczeń 2011) (na podstawie WHO 2006 Child Growth Standard). ***(WHO, 2017)***

Po obliczeniu WAZ, WHZ i (HAZ) badane grupy zostały sklasyfikowane według ich normalnego stanu odżywienia i niedożywienia (umiarkowanego lub ciężkiego). WHO Global Childhood Growth and Malnutrition (Malnutrition) Database zaleca punkt końcowy Z-score ≤-2 do klasyfikacji Z-score (niedowaga), Z-score (atrofia) i Z-score basów. C) **Warunki żywieniowej oceny biochemicznej :**

- **Hemoglobina:** zmierzona, niedokrwistość została stwierdzona jako poziom hemoglobiny ≤10 g/dl dla wszystkich kontroli i dla dzieci z "cyjanotyczną" CHD. W przypadku dzieci z "cyjanotycznym" CHD za wskaźnik anemii uznano poziom hemoglobiny ≤15 g/dl, zgodnie z konsensusem lokalnych ekspertów. Wstępna ocena poziomu hemoglobiny (10,2±1,2 g/dl), następnie odczyt (11,9±1,6 g/dl)

- **Serum-albuminium**: mierzone jako wskaźnik oceny stanu odżywienia: odczyt oceny wstępnej (3,9±0,5 g/l), ocena następcza (4,5±0,3 g/l)

Uwaga: *Akceptacja etyczna i świadoma zgoda Badanie zostało zatwierdzone przez lokalną Radę Etyki Badań i świadoma zgoda została uzyskana od rodziców/opiekunów uczestników.*

BADANA POPULACJA (CZĘŚĆ CHORA) BYŁA ZAPISANA W TYM SAMYM OKRESIE POOPERACYJNYM

NUTRYTUCJA

PROTOKÓŁ: ***(Protokół Centrum Kardiologicznego w Asuanie)***

Podstawowe wymagania kaloryczne

1. Dla pacjentów z indeksem masy ciała (BMI) < 30 kg/m2 :
Podać 25-35 kcal/kg/dzień na podstawie rzeczywistej masy ciała (BMI = (masa w kg)/(wysokość w metrach)2)

2. Jeśli BMI ≥ 30 kg/m2 :
Zarządzanie 22-25 kcal/kg w oparciu o ABW

ABYV = [(masa rzeczywista - BWI) x 0,25] + BWI. BWI = 22 x wysokość w metrach2

Zanotuj to:

I gm białka = 4 Kcal.

Gruby gm = 9 Kcal.

Dekstroza = 3,4 Kcal.

Dla pacjentów z dysfunkcją nerek lub w trakcie regularnych hemodializ: dzienne zapotrzebowanie na białko = 1,5-2,5 g/Kg/dzień.

Dla pacjentów z cukrzycą lub wrzodami spowodowanymi stresem: Zacznij od 150-200 g dekstrozy dziennie lub zwiększ zawartość tłuszczu do 50% zamiast 30%.

a) Lipidy są wtryskiwane oddzielnie i w tempie = 0,1 gm/Kg/godz. nie przekraczającym 12

Godziny.

b) Zestawy do infuzji lipidowych należy wyrzucić po 12 godzinach od podania.

c) Dzienna ilość witamin, pierwiastków śladowych i

elektrolitów: Na60 - 150 mEq/dzień

K40 - 80 mEq/dzień

PO410 - 40 nei/dzień

Ca10 - 15 mEq/dzień

Mg8 - 20 mEq/dzień

Terapeutyczne aktualizacje ACFA w 2013 roku.

Początek karmienia

1. Pacjenci wentylowani powinni otrzymać rurkę orogenną (OGT) lub nosowo-żołądkową (NGT). Prawidłowa pozycja probówki powinna być potwierdzona przez osłuchiwanie i C-XR. Pacjenci z wysokim ryzykiem aspiracji powinni mieć dostęp do żywienia przez jelito cienkie. W przypadku pacjentów wymagających przewlekłego żywienia dojelitowego, dostęp do żywienia powinien być według uznania lekarza.
2. Karmienie dojelitowe należy rozpocząć w ciągu 12-24 godzin po przyjęciu na OIT, chyba że chory jest stabilny hemodynamicznie, jest odpowiednio reanimowany lub przewód pokarmowy nie funkcjonuje.
3. Pacjenci otrzymujący żywienie dojelitowe powinni być umieszczeni w pozycji półsiedzącej z HOB 30-45°, o ile nie wskazano inaczej.
4. Po ustaleniu wsparcia jelitowego należy w razie potrzeby wprowadzić dietę jelitową.
5. Pacjenci otrzymujący leczniczą hipotermię 24 godziny na dobę mogą rozpocząć żywienie dojelitowe (EN) podczas procesu ocieplania.

Oszacowanie potrzeb żywieniowych.

Etap 1: Obliczyć wagę:

a) Dla pacjentów z indeksem masy ciała (BMI) < 30 kg/m2 :

Podać 30-35 kcal/kg/dzień w oparciu o rzeczywistą masę ciała (BMI = (masa w kg)/(ht. w metrach)2)

b) Jeśli BMI ≥ 30 kg/m2 :

Podawać 22-25 kcal/kg w oparciu o ABW (skorygowana masa ciała).

ABW = [(masa rzeczywista - BWI) x 0,25] + BWI. BWI = 22 x wysokość w

Etap 2: Obliczanie energii niebiałkowej :

- 25-30 kcal/kg
- 65-70% jako węglowodany i 25-30% jako

tłuszcze Dodatkowe źródło kalorii

- Propofol 1 Kcal/ml
- DP lub CWHD 40% podana glukoza

Przystosowanie do (50% węglowodanów 50% tłuszczu) dla pacjentów chorych na cukrzycę lub wentylowanych mechanicznie

Etap 3: Obliczanie zapotrzebowania na białko :

W przypadku pacjentów z BMI <30 zapotrzebowanie na białko powinno wynosić od 1,2 do 2,0 g/kg efektywnej masy ciała na dobę. Białko powinno być dostarczane w zakresie ≥2,0 g/kg idealnej masy ciała na dzień dla pacjentów klasy I i II (BMI 30-40), ≥2,5 g/kg idealnej masy ciała na dzień dla pacjentów klasy III (BMI ≥40).

- Ciężka encefalopatia wątrobowa: ograniczenie zawartości białka do 0,6 g/kg/d. *Wytyczne ASPEN dotyczące stosowania żywienia pozajelitowego i dojelitowego u pacjentów dorosłych i pediatrycznych Harborview Medical Center . Wytyczne dotyczące żywienia dojelitowego , 2010. Opracowanie opartych na dowodach wytycznych i wiedzy pielęgniarskiej w zakresie intensywnej terapii żywieniowej dojelitowej, 2007 r.*

- **Awaria nerek:**

I. Jeśli u pacjenta występuje RRT, należy wprowadzić suplement pełnego białka w ilości od 1,5 do 2,5 g/kg/dzień.

ii. Jeśli nie jesteś na ART, rozważ zmniejszenie początkowej dawki białka do 1 -1,5 g/kg/dzień i sprawdź BUN codziennie.

iii. Jeśli pacjent jest oligurykiem, należy zacząć od ≤ 0,6 g/kg/d i monitorować BUN

Dzienne spożycie białka w zależności od stanu choroby	
stan kliniczny	Wymagania dotyczące białka (a/Kg BWI/dzień)
Normalny (bezstresowy)	0.8
Napięcie światła	1-1.2
Ciężkie schorzenia / Umiarkowane schorzenia / Sędziowie / Umiarkowany stres	1-1.5
Ostra niewydolność nerek (nie przy dializie)	0.8-1
Ostra niewydolność nerek (dializa)	1.2-1.4
Dializa otrzewnowa	1.3-1.5
Zakażenie, ciężka operacja, rak	1.4-1.6
Oszustwa/Wrzesień/Wiele urazów/CHI	1.5-2
CRRT/CWHD	1.7-2.5
W chorobach wątroby może być konieczne zmniejszenie zapotrzebowania na białko	

Etap 4: Całkowite zużycie wody :

Woda powinna być podawana w 1ml/1 Kcal.

Zawsze myć z 30 ml wody stołowej Q 4
godziny.

Przemyć 30 ml wody przed i po każdym podaniu leków przez rurkę z gazem ziemnym.

Etap 5: Obliczanie mikrokarmienia:

Obliczyć dzienne zapotrzebowanie na elektrolity, mikroelementy i pierwiastki śladowe.

Wytyczne ASPEN dotyczące stosowania żywienia pozajelitowego i dojelitowego u pacjentów dorosłych i pediatrycznych

Harborview Medical Center, Enteral Feeding Guide, 2010. Rozwój umiejętności w zakresie żywienia dojelitowego dla pielęgniarek intensywnej terapii 2007.*

Powikłania żołądkowo-jelitowe związane z żywnością jelitową

Zastosowanie	Grawitacja	Definicja	Leczenie
Wymiotować	Okazja	1-4 razy 12 godzin	Umieścić wąż NG na ssawce, sprawdzić działanie. Sprawdź działanie istniejącego GN. Współczynnik infuzji TTF 50%; powiadomić główny zespół
Dystans brzuszny i/lub skurcze lub tkliwość (jeśli wykryto)	Miękka	Hx i/lub fizyczne Spróbuj	Sprawdzić zaparcia; utrzymać częstość wlewów PT; w ciągu 6 godzin sprawdzić, czy wskaźniki pozostają na niskim poziomie, utrzymując TF
	Umiarkowan y	Hx i/lub dowód rzeczow y	Kolejność oceniania zdjęć RTG jamy brzusznej na zator jelitowy. W przypadku SB, powiadomić zespół centralny. Odłączyć układ dożylny. Wymienić
	Umiarkowana >24 h o poważny	Hx i/lub Fizyka	Zatrzymajcie kroplówkę. Rozważcie N.P.T. Powiadomcie. zespół kierowniczy
Biegunka	Miękka	1-2 stanowisko eksperta lub 100- 200cc/12	Utrzymać tempo wlewu TF. Oceniaj dla sprawy farmaceutyczne. Wzrost dla osiągnięcia celu
	Umiarkowan y	3-4 x na zmianę lub 200- 300cc/12	Utrzymać tempo wlewu TF. Rewizja za sześć godzin. Jeśli ból jest łagodny do umiarkowanego, kontynuuj celowanie.
	Poważny	>4 x na pozycję lub >300cc/12 godzin	50% TTF tempo infuzji. Kolejność ławek podstawowe badania zespołu; ocena leków. Podawanie leków na biegunkę dla
Wysoka produkcja gazu ziemnego z Umieszczenie rurki	(zmierzony)	Produkcja GN > Produkcja GN 800 cc (z post-	Przytrzymać rurkę zasilającą i powiadomić urządzenie; Zbadanie zdjęcia

do karmienia po piretyku		pilórką FT)	rentgenowskiego w celu sprawdzenia położenia rurki do karmienia post-pilorycznego
Odpady żołądkowe zwiększają się wraz z zaopatrzeniem żołądka Pozycjonowanie rur	(zmierzony)	Przytrzymać rury zasilające do więcej odpadów	Zaalarmuj główny zespół; Uruchom środek kinetyczny; Nagłówek podniesiony do 30 stopni kiedy tylko to możliwe. Kontrola zaparć
Zaparcie	(zmierzony)	Mniej niż 2 jelita	Zmiękczacze do taboretów i bolusy wodne do podstawowe wyposażenie;

Wytyczne ASPEN dotyczące stosowania żywienia pozajelitowego i dojelitowego u pacjentów dorosłych i pediatrycznych

Harborvlew Medical Center, Enteral Nutrition Guidelines, 2010 Development of evidence-based, knowledge-based guidelines on enteral nutrition by intensive care nurses, 2007.

Możliwe powikłania metaboliczne żywienia dojelitowego

Możliwa etiologia	Możliwe przyczyny	Ewentualne leczenie
Hiponatriemia	Nadmiar wolnej wody, nienormalny utrata sodu	Przejście do formuły ograniczonej, aby zatrzymać kręgle wodne/IVF,
Hypernatremia	Niedostateczne nawodnienie, wzrost utrata płynów, cukrzyca Insipidus	Dodaj lub zwiększ ilość placka wodnego lub placka do zapłodnienia in vitro
Hypopotasja	Anabolizm/odżywianie, diuretyki/leki	Suplement potasowy
Hiperkaliemia	Niewydolność nerek, kwasica metaboliczna, katabolizm, krwawienie z żołądka, ostre krwawienie odwadnianie	Korekta braku równowagi, ewentualna modyfikacja wzoru na nerki
Hipofosfatemia	Anabolizm/odżywianie	W celu uzupełnienia fosforu
Hiperfosfatemia	Niewydolność nerek	Przejście na wzór nerkowy, fosforan odpowiednio
Hipomagnezemia	Anabolizm/odżywianie, diuretyki/leki	Suplement magnezowy
Hiperglikemia	Cukrzyca, steroidoterapia, posocznica, uraz, zapalenie trzustki.	Kroplówka insulinowa zgodnie z protokołem. Celem jest utrzymanie poziomu glukozy we krwi na poziomie lub poniżej 110 mg/dl.

Wytyczne ASPEN dotyczące stosowania żywienia pozajelitowego i dojelitowego u pacjentów dorosłych i pediatrycznych

Harborview Medical Center. Orientações para a Alimentação Enteral, 2010.

Opracowanie opartych na dowodach wytycznych i wiedzy pielęgniarskiej w zakresie intensywnej terapii żywieniowej dojelitowej, 2007 r.

Przeszkoda w rurach zasilających

1. Przyczyny blokady rur zasilających

a. Nieprawidłowe mycie rur.

b. Gęste formuły kaloryczne.

c. Mały kaliber sondy mocy.

d. Przepływ, który mógłby umożliwić związanie preparatu przez pH żołądka i spowodować nagromadzenie się na bokach przewodu pokarmowego.

e. Podczas oceny pozostałości żołądkowych, niskie pH może spowodować koagulację wzoru

f. Narkotyki, które nie są odpowiednio wyciskane. Leki, które tworzą masy (Psyllium)

2. Rozwiązania

a. Zapobieganie: Częste płukanie wodą jest najłatwiejszym sposobem na uniknięcie zatkania. Probówki należy płukać 30 ml do 50 ml (dorośli) lub 10 cm3 (pediatrzy) wody co 4-6 godzin, ponieważ rutynowe płukanie i czyszczenie przed i po podaniu leku może zapobiec większości zatorów.

b. Medycyna: W miarę możliwości należy stosować leki w płynie. Niektóre leki mogą być wyciskane po konsultacji z apteką.

c. Odblokuj: Oto kilka opcji:

1. Stosować strzykawkę 30-60 cc, unikać małych strzykawek z powodu wysokiego ciśnienia.
2. Umyć gorącą wodą.
3. Umyć napojem bezalkoholowym (ok. 5 ml).
4. 1 kapsułka Cotazym + 1 tabletka wodorowęglanu sodu z 10 ml gorącej wody do intubacji, pęseta x 5 minut, a następnie spłukać. *

5.1 - 2 kapsułki Cotazymu w 180 ml gorącej wody, zasysać do zacisku końcówki cewnika przez 30 minut, a następnie płukać. *

* Ostrzeżenie: unikać kontaktu z przedwczesnym dniem podczas mieszania,

6. Jeśli te próby odblokowania zawiodą, należy wymienić rurę.

ASPEN Guidelines for the use of parenteral and enteral nutrition in adult and pediatric patients Harborvlew Medical Center, Guidelines for Enteral Nutrition, 2010. Opracowanie wytycznych w oparciu o dowody i wiedzę na temat żywienia dojelitowego przez pielęgniarki opieki w stanie krytycznym, 2007 r.

Kontrola zakażeń i żywienie probówek

Procedury kontroli zakażeń dla karmienia probówek

1. Myć ręce przed i po obsłudze sprzętu do karmienia, nosić niewyjałowione rękawice i fartuch.
2. Tam, gdzie to możliwe, zaleca się stosowanie paczkowanych sterylnych pokarmów gotowych do powieszenia. Jedzenie może być zawieszone do 24 godzin.

pod warunkiem zastosowania czystej techniki w celu zapewnienia, że podczas montażu systemu żywienia nie zostaną wprowadzone żadne mikroorganizmy. Do otwierania i umieszczania żywności należy stosować bezdotykową technikę.

3. Etykieta karmienia i karmienia z godziną i datą rozpoczęcia
4. Gotowa do spożycia żywność powinna być przechowywana w czystym, suchym środowisku, z dala od ekstremalnych temperatur. Zapasy muszą być obracane, aby zapewnić, że żywność nie przekroczy daty ważności.
5. Całe strzykawki są uważane za jednorazowe i muszą być utylizowane po każdym użyciu. Można ich używać w domu. Strzykawki pogrzebowe, które nie mogą być podłączone do cewników lub portów dożylnych, powinny być używane tylko do

podawanie leków lub wody.

Woda:

6. Pierwsze ciasto z wody ze świeżo umieszczonej rurki gastrostomijnej musi być

Sterylny.

7. Świeżo umyta woda z kranu może być używana do wszystkich kolejnych bolusów i płukań.

8. Sterylna woda powinna być stosowana u wszystkich pacjentów z osłabionym układem odpornościowym. Zimna, przegotowana woda może być używana w domu.

9. *Wytyczne ASPEN dotyczące stosowania żywienia pozajelitowego i dojelitowego u pacjentów dorosłych i pediatrycznych Centrum Medyczne H'rborvtew. Wytyczne dotyczące żywienia ogólnego, 2010. Opracowanie wytycznych w oparciu o dowody i wiedzę pielęgniarek oddziałów intensywnej terapii w zakresie żywienia dojelitowego, 2007 r.*

Waga = Kg	Wysoko Cm ść =	Wiek =
IMC = Kg/m2	ABW = Kg-	

Dzienne zapotrzebowanie na płyny	=	ml/dzień.
Całkowite dzienne zapotrzebowanie na kalorie	=	Kcal/dzień.
Całkowite zapotrzebowanie na białko	=	Kcal.
	=	gm.
Całkowite zapotrzebowanie na węglowodany	=	Kcal.
	=	gm.
Całkowite zapotrzebowanie na tłuszcz	=	Kcal.
	=	gm.

Powikłania	Interventions

10 Całkowita liczba dni wentylacji: całkowita utrata masy ciała :

Wytyczne ASPEN dotyczące stosowania żywienia pozajelitowego i dojelitowego u pacjentów dorosłych i pediatrycznych

Harborview Medical Center. Orientações para a Alimentação Enteral, 2010. Opracowanie opartych na dowodach wytycznych i wiedzy pielęgniarskiej w zakresie intensywnej terapii żywieniowej dojelitowej, 2007 r.

Centralne obliczenia TPN

Przykład centralnego wzoru TPN dla pacjenta hospitalizowanego o masie 70 kg

1. Kalorie całkowite szacuje się na 30 kcal/kg x 70 kg = 2100 kcal.
2. Zapotrzebowanie na płyny szacowane jest na (100 ml dla pierwszych 10 kg + 50 ml dla drugich 10 kg masy ciała) = 1500 ml + (20 ml x pozostała część masy ciała).

   waga pacjenta = 50 kg) = 2500 ml/dzień
3. Zapotrzebowanie na białko szacuje się na 1,5 g/kg x 70 kg = 105 g białka. Kalorie białkowe są uważane za część kalorii ogółem: 4 kcal/g x 105 g

   = 420 kcal białka. Przy użyciu roztworu na bazie AA (10 gm/100 ml),

1050 ml będzie potrzebne do uzyskania 105 g białka (które można zaokrąglić do 1000 ml, jeśli ułatwia to skład).

4. Określić kalorie na podstawie tłuszczu i dekstrozy Wymagane kalorie całkowite to 2100 kcal - 420 kcal AA = 1680 kcal pozostałych kalorii.

I

Podawać 30% całkowitej ilości kilokalorii jako tłuszcz lub około 500 kcal tłuszczu.

= 55 g lipidów (l g lipidów = 9 Kcal).

Zastosowanie 20% emulsji tłuszczowej wymaga 275 ml.

Całkowita ilość potrzebnych kalorii wynosi 2100 kcal - 420 kcal (AA) - 500 kcal (tłuszcz) = 1180 kcal wymaganej dekstrozy.

Zakładając 3,4 kcal/gm, potrzeba około 350 g dekstrozy. Używając 25% roztworu dekstrozy, potrzebujesz 1400 ml, aby otrzymać 350 g lub 1190 kcal.

5. Ostateczny wzór będzie zawierał następujące elementy AA 10% 1050 mL

Tłuszcz 20% 275 mL

Dekstroza 25% 1400 mL

Terapeutyczne aktualizacje ACFA w 2013 roku.

Analiza statystyczna

Dane zostały przeanalizowane z wykorzystaniem wersji 16 Pakietu Statystycznego dla Nauk Społecznych (SPSS). Dane z normalną dystrybucją są prezentowane jako nośniki i SD. Średnie z dwóch grup zostały porównane za pomocą testu t. Wartości nieparametryczne przedstawiono jako mediany i zakresy, a mediany dwóch grup porównano za pomocą testu U Manna-Whitney'a. Dane jakościowe były reprezentowane przez częstotliwość i względny procent, a do weryfikacji asocjacji danych jakościowych wykorzystano test chi-square. Korelacje zostały wykonane przy użyciu dwuwartościowej korelacji Pearsona. Za statystycznie istotną uznano wartość p wynoszącą <0,05.

Porównano dwie główne grupy badawcze (kontrole i przypadki) z trzema podgrupami (kontrole, jedna grupa cyjanowa i jedna grupa cyjanowa). Zmienne ciągłe zostały wyrażone jako średnia i odchylenie standardowe, jeśli rozłożone są normalnie oraz jako mediana i przedział, jeśli rozłożone są w odstępie. Różnice zostały uwzględnione w p<0,05.

Wyniki

Badanie populacji:

Łącznie do badania zgłosiło się 50 dzieci z objawową chorobą wieńcową w Klinice Kardiologii Dziecięcej Asuan Cardiac Center. Grupa 50 zdrowych dzieci, w zgodnym wieku i płci, reprezentowała naszą grupę kontrolną. Charakterystykę demograficzną przedstawiono na rysunku 1.

Tabela 1: *Pacjenci i kontrola* demograficzna :

	Sprawa	*Kontrola*	*wartość p-wartość*
Wiek (0-60 miesięcy)	12 (0-56)	10 (2-58)	> 0.05a
Płeć (mężczyzna/kobieta)	(42.6 /57.4)	(47/53)	> 0.05b
Wiek ciążowy (tygodnie)	39.5 ± 0.85	39.4 ± 0.88	> 0.05c
Waga urodzeniowa (kg)	2.3 ± 0.6	3.0 ± 0.5	<0.05c
Zła historia żywieniowa	69%	22%	<0.05b

test U Mann-Whitney'a.
[b] Test Chi-square.
Pokaż C-T.

Nie ma istotnych różnic między pacjentami a kontrolami demograficznymi, z wyjątkiem masy urodzeniowej, która była większa w grupie kontrolnej. Ponadto, historia niedożywienia była istotnie różna w grupie chorych.

Tabela 2: Rozkład wad sercowo-naczyniowych

Wybrane przypadki (łącznie = 50, Cyanotic = 42%, A Cyanotic = 58%).

Wada serca	NI E	%
Zwężenie aorty, ASD	1	2
Dwupłaszczowy Zastawka aortalna	1	2
ASD	1	2
ASD, jasny kolor triatrium ASD, VSD	4	8
Krytyczna	7	14
koarktacja aorty	2	4
PS	1	2
DILV, DORV, PDA	2	4
DORV	8	16
D-TGA	2	4
Składka ASD, VSD mały wpis	2	4
Atresia Pulmonar, PDA-zależna od palmtopa TGA	4	8
o wysokim obiegu	1	2
TGA, ILV, niezabezpieczony obieg płuc TGA,	1	2
DORV, PDA, PS	7	14
TOF	3	6
VSD	2	4
VSD, aorta równikowa, PS	1	2
VSD, atrezja płuc, PDA		

ASD, ubytek przegrody międzyprzedsionkowej; PDA, opatentowany przewód tętniczy; AS, zwężenie aorty; AR, niedomykalność aorty; SM, zwężenie mitralne; MRI, niedomykalność mitralna; TOF, tetralogia upadku; PS, zwężenie płucne; DORV, podwójny przepływ przez prawą komorę, podwójny przepływ przez lewą komorę; DILV, D-TGA, dekstrotranspozycja tętnic głównych

OGÓLNA SUBIEKTYWNA OCENA (QUISTITIONARY) :

Badana próba obejmowała 50 dzieci z wrodzoną chorobą serca. Dane demograficzne pacjentów opisane w
1. Dane antropometryczne i laboratoryjne przedstawione są w tabeli 3.

Zgodnie z GPA, 20% (n=10) pacjentów nie było zagrożonych niedożywieniem, a 80% (n=40). Na podstawie obiektywnej oceny stanu odżywienia 14% (n=7) pacjentów było dobrze odżywionych, a 86% (n=43) niedożywionych. Wskaźniki wiarygodności (dokładność, potencja pozytywna i negatywna) dla GPA wynosiły odpowiednio 66,428%, 56,074% i 41,25%. Dodatni wskaźnik prawdopodobieństwa (RV+), ujemny wskaźnik prawdopodobieństwa (RV-) i wskaźnik prawdopodobieństwa (RAP) dla GPA wynosiły odpowiednio 1,628, 0,256 i 6,359.

Tabela 3: Pomiary antropometryczne, markery biochemiczne: "ocena wstępna" w dwóch głównych grupach

	Sprawa (nr =50)	*Kontrola (n.=50)*	*wartość p-wartość*
Pomiary antropometryczne			
Masa (kg), średnia ± SD	6.5±3.4	10±4.3	<0.05 b
Wysokość/długość (cm), średnia ± SD	66.3 ± 4.3	73.2 ± 4.2	<0.05c
Obwód głowy (cm), średni ± SD	42 ± 4.1	43.3 ± 2.8	<0.05c
Obwód ramienia w połowie wysokości (cm), średnio ± SD	11.7 ± 2.3	13.2 ± 1.4	<0.05c
Grubość fałdu skórnego tricepsów (mm), średnia (zakres)	5.5 (4–10)	8 (5.3–13.1)	<0.05 b
Grubość fałdu subapolarnego skóry (mm), średnia (zakres)	4 (3.2–7.4)	7 (5.5–10.2)	<0.05a
Poziomy znaczników biochemicznych			
Hemoglobina (g/dl), średnia ± SD	10.2 ± 1.2	12.3 ± 1.0	<0.05c
Surowica-Albumina (g/dl), średnia ± SD	3.7 ± 0.8	4.31±0.8	<0.05c

[test] U Mann-Whitney'a [b] chi-kwadratowy[test]. [dowód ct].

Pomiary antropometryczne i markery biochemiczne wykazały, że u dzieci z chorobą wieńcową występuje znaczne niedożywienie i opóźnienie wzrostu w porównaniu z normalnymi dziećmi w tej samej grupie wiekowej.

Tabela 4: przedstawia stan odżywienia pacjentów oraz grupę kontrolną "oceny wstępnej".

	Sprawa (n. =50)	***Kontrola (n. =50)***	***Wartość P***
Status żywieniowy, n (%)			
Normalny	7 (14%)	44 (88%)	<0.05
Subnutrition	43 (86%)	6 (12%)	<0.05
Profil niedożywienia n (%)			
Niedowaga (WAZ ≤ -2 SD)	5 (11.6%)	1 (16.6%)	>0.05
Utrata masy ciała (WHZ ≤-2 SD)	26 (60.4%)	1 (16.6%)	<0.05
Zahamowany wzrost (HAZ ≤ -2 SD)	12 (27.9%)	4 (66.6%)	<0.05
Stopień niedożywienia, n (%)			
Umiarkowany	16 (37.2%)	8(95%)	<0.05
Sever	27 (62.7%)	2(5%)	<0.05

Status żywieniowy przypadku i grupy kontrolnej

- Ogólna częstość występowania niedożywienia wyniosła 86,0% w przypadkach, w porównaniu z 20% w grupie kontrolnej.
- U dzieci z chorobą wieńcową częstość występowania wycieńczenia (niski wskaźnik masy ciała) i zahamowania wzrostu (niski wskaźnik masy ciała) była istotnie większa niż w grupie kontrolnej.
- Ponadto u pacjentów z chorobą wieńcową istotnie większy był względny odsetek dzieci poważnie niedożywionych.

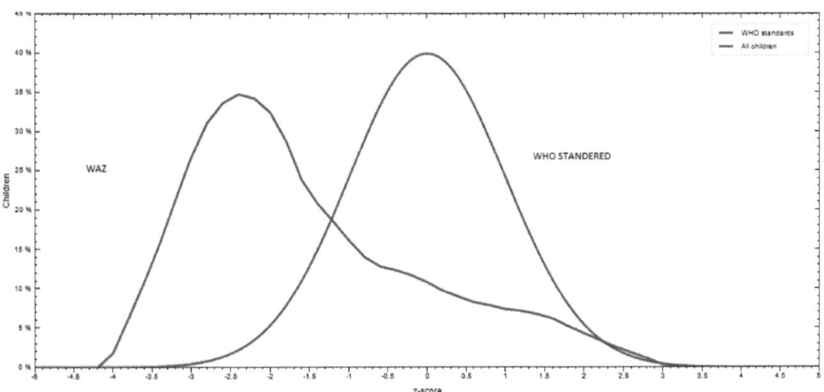

-

- *Rys. **1**: Wykres Z-score wagi według wzrostu (WHZ) pokazuje znaczne straty u dzieci z chorobami serca w porównaniu z globalną bazą danych WHO dotyczącą wzrostu i niedożywienia dzieci.*

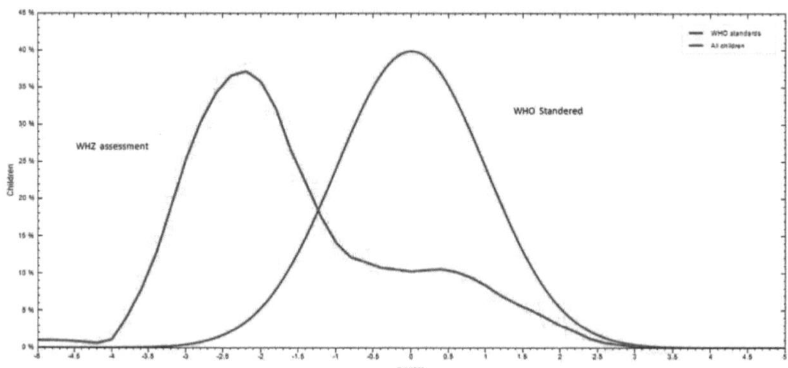

Rysunek 2: *Wykres Z-score Height-for-Height (WHZ) pokazuje znaczne opóźnienie rozwoju dzieci z chorobą wieńcową w porównaniu z globalną bazą danych WHO dotyczącą wzrostu i niedożywienia dzieci.*

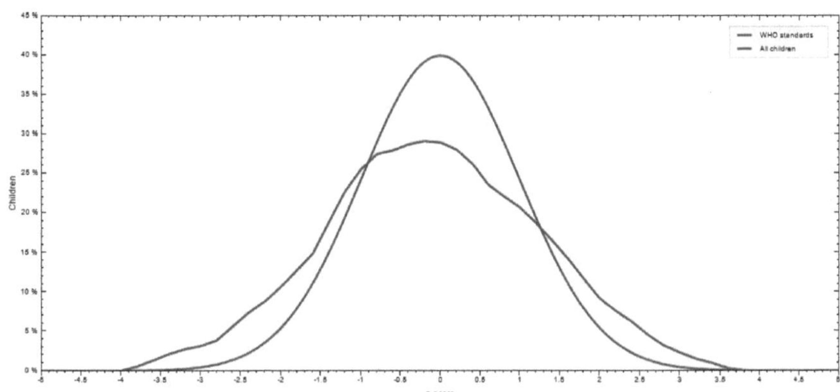

Rycina 3: *Waga według wieku (WAZ) Wykres Z-score nie wykazuje znaczącej niedowagi u dzieci z chorobą wieńcową w porównaniu ze światową bazą danych WHO na temat wzrostu i niedożywienia dzieci.*

Stan odżywienia pacjentów z cyjanotyczną i cyjanotyczną chorobą wieńcową, obie podgrupy:

	Cyjanotyczna choroba wieńcowa (Cyanotic coronary artery disease) (n. =29)	*Cyjanotyczna choroba wieńcowa (Cyanotic coronary artery disease) (n°=21)*	*wartość p-wartość*
Status żywieniowy, n (%)			
Normalny	4 (13.8%)	3 (14.2%)	> 0.05
Subnutrition	25 (86.2%)	18 (85.7%)	> 0.05
Profil niedożywienia n (%),			
Niska waga (WAZ < -2 SD)	4 (16%)	1 (5.5%)	> 0.05
Utrata masy ciała (WHZ < -2 SD)	10 (40%)	16 (88.8%)	<0.05
Zahamowany wzrost (HAZ < -2 SD)	11 (44%)	1 (5.5%)	<0.05
Stopień niedożywienia, n (%)			
Umiarkowany	15 (60%)	7 (38.8%)	<0.05
Sever	10 (40%)	12 (61.2%)	< 0.05

U pacjentów z chorobą wieńcową,

- Nie ma istotnych różnic w stanie odżywienia pomiędzy cyjankiem (86,2%) a cyjankiem (85,7%).
- Udział ogłuszania był proporcjonalnie wyższy (44%) w podgrupie cyjanotycznej, natomiast dominowały odpady (76%) w subpopulacji cyjanotycznej.
- Stopień niedożywienia był istotnie wysoki w grupie cyjanofilów (61,2%).
- **<u>Działania następcze w związku z ogólną subiektywną oceną :</u>**
- Próba obejmowała łącznie 50 dzieci z wrodzoną chorobą serca. Dane demograficzne pacjentów zostały opisane na rysunku 1. Dane antropometryczne i laboratoryjne przedstawione są na rysunku 5.
- Według APG, 46% (n=23) pacjentów nie było zagrożonych niedożywieniem, a 54% (n=27) było zagrożonych. Na podstawie obiektywnej oceny stanu odżywienia, 36% (n=18) pacjentów było dobrze odżywionych, a 64% (n=32) niedożywionych. Ponieważ byli niedożywieni przez GPA, byli naprawdę niedożywieni, a 78% pacjentów, u których rozpoznano anoreksję przez GPA, było naprawdę niedożywionych.
- Wskaźniki niezawodności (dokładność, moc dodatnia i ujemna) metody APG wynosiły odpowiednio 66,428%, 56,074% i 41,25%. Dodatni wskaźnik prawdopodobieństwa (LR+), ujemny wskaźnik prawdopodobieństwa (LR-) i wskaźnik prawdopodobieństwa (OR) dla APG wynosiły odpowiednio 1,628, 0,256 i 6,359.

Tabela 5: Pomiary antropometryczne, markery "nadzoru" biochemicznego :

	Działania następcze	***Kontrola***	***wartość p-wartość***
Pomiary antropometryczne			
Masa (kg), średnia ± SD	9 ±3.7	10± 4.3	>0.05b
Wysokość lub długość (cm), średnia ± SD	68 ± 5.2	73.2 ± 4.2	<0.05c
Obwód głowy (cm), średni ± SD	43 ± 4.1	43.3 ± 2.8	>0.05c
Obwód ramienia w połowie wysokości (cm), średnio ± SD	12 ± 2.3	13.2 ± 1.4	<0.05c
Grubość fałdu skórnego tricepsów (mm), średnia (zakres)	5.8 (4-10)	8 (5.3-13.1)	<0.05b
Subapolarna grubość fałdu skórnego (mm), średnia (zakres)	4.3 (3.2-7.4)	7 (5.5-10.2)	<0.05a
Poziomy znaczników biochemicznych			
Hemoglobina (g/dl), średnia ± SD	11 ± 1.2	12.3 ± 1.0	>0.05c
Surowica-Albumina (g/dl), średnia ± SD	3.9 ± 0.50	4.31±0.8	>0.05c

[a] Mann-Whitney U. [b] test chi-square. Test na cycki.

Pomiary antropometryczne wykazały, że w grupie kontrolnej występowało znaczne niedożywienie i pewne ograniczenie wzrostu w porównaniu z normalnymi dziećmi w tej samej grupie wiekowej.

Nie stwierdzono istotnych różnic między grupą monitorującą a kontrolami w odniesieniu do poziomu markerów biochemicznych.

Status żywieniowy w grupie monitorowania i kontroli :

	"Towarzyszący (n. =50)	***Kontrola (n. =50)***	***P-Wartość***
Status żywieniowy, n (%)			
Normalne	18 (36%)	44 (88%)	<0.05
niedożywienie	32 (64%)	6 (12%)	<0.05
Profil niedożywienia n (%),			
niedowaga (WAZ ≤ -2 SD)	11 (34%)	1(16.6%)	> 0.05
Odpady (WHZ ≤-2 SD)	12 (37.5%)	1(16.6%)	>0.05
Ogłuszanie (HAZ ≤ -2 SD)	9 (21.8%)	4 (66.6%)	<0.05
Stopień niedożywienia, n (%)			
Poważnie	22 (68.7%)	9 (95%)	<0.05
umiarkowany	10 (31.3%)	1 (5%)	<0.05

Status żywieniowy grupy **monitorującej** i kontrolnej.

Niedożywienie jest znaczne, a ogólna częstość jego występowania sięga 64% przypadków, w porównaniu z 12% w grupie kontrolnej. Wzorce niedożywienia wykazały znaczne opóźnienie wzrostu (HAZ) w porównaniu z grupą kontrolną. Ponadto, względny odsetek dzieci z ciężkim niedożywieniem był istotnie wyższy u dzieci zagrożonych chorobą niż w grupie kontrolnej.

Status żywieniowy pod nadzorem w podgrupie cyjanotycznej, cyjanotycznej:

	Cyjanotyc zna choroba wieńcowa (Cyanotic coronary artery disease) ***(n. =29)***	***Cyjanoza wieńcowa*** ***(n°=21)***	***wartość p-wartość***
Status żywieniowy, n (%)			
Normalne	10 (34.4%)	8 (38 %)	> 0.05
niedożywienie	19 (65.5%)	13 (61.9%)	> 0.05
Profil niedożywienia n (%).	7 (36.8%)	6 (46.2)	> 0.05
Niska waga (WAZ < -2 SD)	6 (31.5%)	6 (46.2%)	> 0.05
Utrata wagi (WHZ < -2 SD)	6 (31.5%)	1 (7.6%)	> 0.05
Zahamowany wzrost (HAZ < -2 SD)	16 (84.2%)	6 (46.2%)	<0.05
Stopień niedożywienia, n (%)	3 (15.7%)	7 (53.8%)	< 0.05
Poważnie			
umiarkowany			

U pacjentów z chorobą wieńcową, kontynuacja:
- Nie ma znaczącej różnicy w stanie odżywienia pomiędzy cyjanotem (65,5%) a cyjanotem (61,9%). Nie ma istotnych różnic w schemacie niedożywienia pomiędzy tymi dwoma podgrupami.

- Stopień niedożywienia był istotnie wysoki w grupie cyjankowej (35,8%).

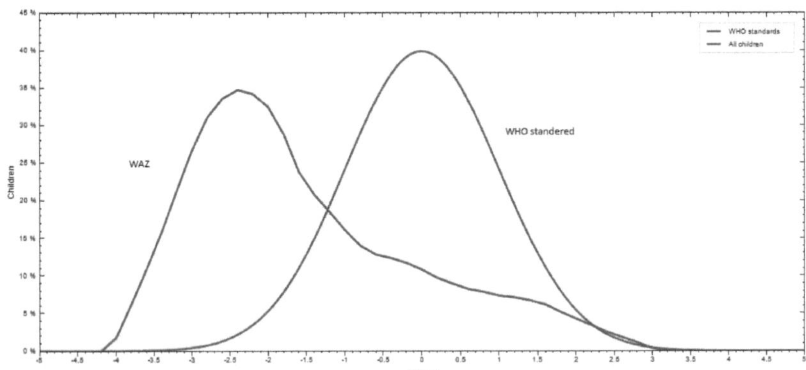

RYSUNEK 6*: Wykres Z-score wysokości według wieku (HAZ) pokazuje znaczne opóźnienie we wzroście dzieci z chorobą wieńcową w porównaniu z globalną bazą danych WHO dotyczącą wzrostu i niedożywienia dzieci. "Follow-up"...*

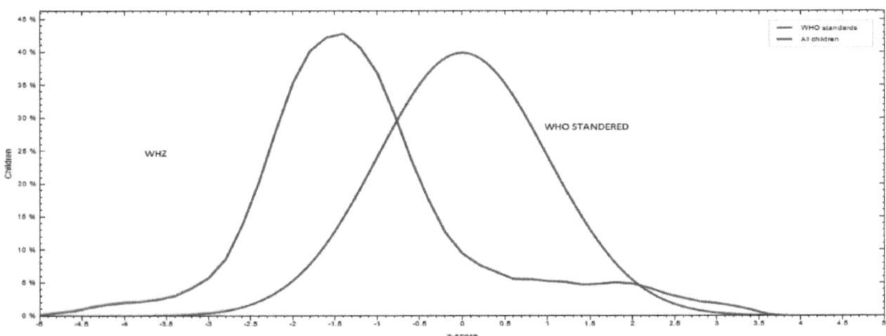

Rys. 5*: Wykres Z-score "Weight-for-Height" (WHZ) pokazuje brak istotnych pozostałości u dzieci z CHD w porównaniu z globalną bazą danych WHO dotyczącą wzrostu i niedożywienia dzieci. "Follow-up"...*

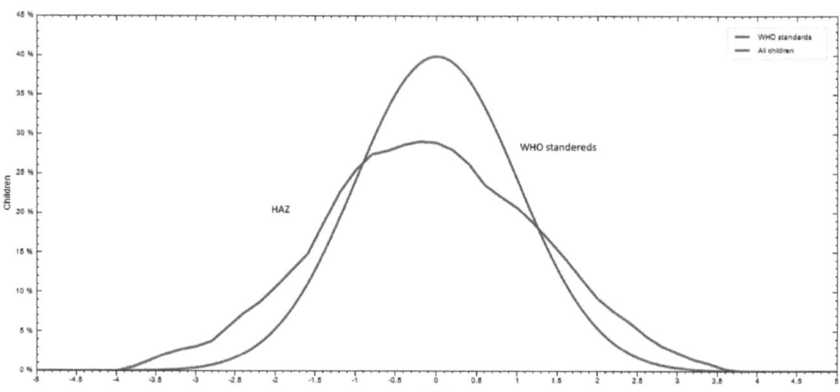

Ryc. 4: ***Wykres*** *Z-score wagi według wieku (WAZ) nie wykazuje znaczącego spadku wagi dzieci z chorobą wieńcową w porównaniu z globalną bazą danych WHO dotyczącą wzrostu i niedożywienia dzieci. "Follow-up"...*

Limiti badań

-a ograniczona liczba pacjentów,

- Nie ma wystarczających danych na temat długoterminowego monitoringu. Jest to liczba wybrana w okresie (od marca do sierpnia 2016 r.)

DYSKUSJA

Różne rodzaje wad serca mogą w różnym stopniu wpływać na odżywianie i wzrost. Stopień niedożywienia może być różny, od łagodnego do ograniczonego wzrostu. Postęp technologiczny, umiejętności i opieka pooperacyjna doprowadziły do drastycznego zmniejszenia śmiertelności pooperacyjnej ***(Varan B i in., 1999).***

W tygodniach po urodzeniu dzieci z CHD mają istotne, wczesne i statystycznie istotne deficyty pod względem masy ciała, wzrostu i zdrowia w porównaniu do połączonych kontroli bezchorych w tej samej sieci podstawowej opieki zdrowotnej. Największe różnice w masie ciała zaobserwowano w wieku 4 miesięcy. Wzrost dziecka z CHD do naprawy nie został zakończony w wieku 36 miesięcy. We wczesnym dzieciństwie dzieci z CHD wymagające opieki były znacznie bardziej narażone na spadek poniżej trzeciego percentyla wagi, wzrostu i CHD ***(Carrie Daymont i in. 2013).***

Badania przeprowadzono w celu oceny stanu odżywienia i wzrostu dzieci z chorobą wieńcową w celu poszerzenia bazy danych na temat wpływu opóźnienia wzrostu/trakcji, diagnostyki kardiologicznej oraz trudności żywieniowych u niemowląt i dzieci z chorobą wieńcową. Wysoka chorobowość wynosząca 86% w naszej grupie chorych na CHD świadczy o znaczeniu niedożywienia u chorych na CHD. Ponadto 62,7% przypadków było poważnie niedożywionych. Poprzednie sprawozdania wykazały, że niedożywienie związane z CHD jest szczególnie częste w krajach rozwijających się, ale częstość jego występowania waha się znacznie od 27% do 90,4%.

Badanie to zostało przeprowadzone w Centrum Serca w Asuan.

Jest to trzeciorzędowy ośrodek kardiochirurgiczny, dla którego prawdopodobne jest, że przypadki poważnej choroby wieńcowej i jej powikłań zostaną poddane wczesnej ocenie, leczeniu i korekcji chirurgicznej. W niniejszym badaniu najczęstszymi zmianami w sercu były: podwójny odpływ z prawej komory, tetralogia opadu, transplantacja dużych naczyń, nieprawidłowości aortalne, nieprawidłowości w tętnicach płucnych oraz zmiany w bocznicy lewej i prawej związane z przeważającym nadciśnieniem płucnym, umiarkowana i ciężka niewydolność serca.

W naszym badaniu, ze względu na złożoność diagnostyki kardiologicznej, większość uczestników miała więcej niż jedną wrodzoną wadę serca, ale żadna z tych podgrup nie była istotnie związana z opóźnieniem wzrostu. Nie stwierdzono istotnej różnicy między chorobą cyjanotyczną a chorobą wieńcową serca; obie miały podobny status żywieniowy. Globalne niedożywienie w cyjanku (86,2%) i cyjanku (85,7%).

Zgodziliśmy się z Claire L. Costello 2015, że nie ma związku pomiędzy klasyfikacją kardiologiczną (cyanotic vs. cyanotic) a zmiennymi takimi jak parametry odżywiania i wzrostu, historia wzrostu; nie ma związku pomiędzy zwykłymi diagnozami kardiologicznymi (np. TGA, TOF i VSD) a zmiennymi odżywiania i wzrostu. Ustalenia te, w przeciwieństwie do większości literatury (***Mehrizi A i inni 1972), (Varan B i inni 1999)***

Pomimo wczesnej diagnozy i znacznego postępu w leczeniu medycznym i chirurgicznym, ograniczenie wzrostu pozostaje w tej populacji stałym problemem przed operacją kardiochirurgiczną. Najnowsze badania wskazują, że na wagę większy wpływ miał wzrost tej populacji, co wspiera międzynarodowe badania. ***(Costello et al, 2015)***. Jest to zgodne z naszym badaniem: względne proporcje niedowagi, marnotrawstwa i spowolnienia wzrostu w naszej grupie chorych wynosiły odpowiednio 11,6, 60,4 i 27,9%. Według Okoromah i kolegów, względne proporcje niedowagi, odpadów i zaniku masy ciała wynosiły odpowiednio 20,5, 41,1 i 28,8%. Podobnie jak w badaniu Okoromah ***(Okoromah i in., 2011),*** wysoką częstość występowania niedożywienia w naszym badaniu można wytłumaczyć kilkoma czynnikami, w tym schematem rozmieszczenia uszkodzeń serca, obecnością poważnych powikłań wieńcowych, takich jak niewydolność serca ***(Okoromah CA. i in., 2011).*** Jest to również zgodne z badaniem ***(NydeggerA i in., 2009),*** które wskazało, że znaczenie wieku dziecka w czasie operacji korekcyjnej wpływa na potencjał odnowy żywieniowej i wzrostu.

Kontrastuje to z ***(Basheir A. Hassan, 2015)***, gdzie względne proporcje niskiej masy ciała, zaniku i odpadów w grupie chorych wynosiły odpowiednio 14,3, 61,9 i 23,8 procent, co czyni zaniku najczęstszym rodzajem niedożywienia, a nie odpadów. Powiedzieli, że przyczyną tego schematu niedożywienia był przedłużający się brak chirurgicznej korekty choroby wieńcowej serca. W rzeczywistości dłuższy czas trwania choroby wieńcowej nie skorygowanej chirurgicznie jest bardziej prawdopodobne, że będzie ona związana z przewlekłą hipoksemią, przewlekłą niewydolnością serca i nieoptymalnym spożyciem pokarmu. Wszystkie te elementy razem mogą prowadzić do zaniku typu przewlekłego niedożywienia ***(El-Zanaty F& Way A, 2009).***

Z drugiej strony, w badaniu Ratanachu i Pongdara stwierdzono, że względne proporcje niedowagi, zahamowań i miotu u tajskich dzieci z CHD wynoszą odpowiednio 28, 16 i 22%, przy czym niedowaga jest najczęstszym rodzajem niedożywienia ***(Ratanachu i Pongdara, 2011).***
W badaniu tym opóźnienie wzrostu było proporcjonalnie większe (44%) w

podgrupie cyjanotycznej, natomiast w podgrupie cyjanotycznej dominowało wycieńczenie (76%). Kilka badań nad wzorcami niedożywienia w chorobie wieńcowej serca różni się znacznie ***(Varan B. i in., 1999). Wbrew*** naszym wnioskom, ***Okoromah*** i współpracownicy ***(Okoromah.et al., 2011)*** zgłosili, że dzieci z cyjanotyczną chorobą układu krążenia są bardziej narażone na depresję, podczas gdy dzieci z cyjanotyczną chorobą układu krążenia są bardziej narażone na atrofię. Linde i jej współpracownicy (Linde LM.et al, 1967) zgłosili, że odpady i kaskaderstwo występowały częściej u dzieci z cyjanotyczną chorobą układu krążenia niż u dzieci z cyjanotyczną chorobą układu krążenia. Ponadto, Salzer i jego współpracownicy ***(Salzer HR, 1989)*** odnotowali większą częstość występowania odpadów w wieńcowej chorobie cyjanotycznej związanej z przesunięciami od lewej do prawej i niewydolnością serca niż w wieńcowej chorobie cyjanotycznej.

W niniejszym badaniu głównymi czynnikami przyczyniającymi się do niedożywienia są: zła historia żywieniowa, niedokrwistość, niewydolność serca i nadciśnienie płucne. Na podstawie tych wyników ***(Okoromah i in., 2015)*** stwierdzono, że do predyktorów niedożywienia należą: niewydolność serca, rodzaj choroby wieńcowej, czas trwania objawów, wiek poniżej 5 lat, niedokrwistość, niskie nasycenie tlenem we krwi i niskie spożycie tłuszczu. W południowych Indiach ***(Vaidyanthan i in., 2011), niewydolność serca, podeszły*** wiek w czasie operacji korekcyjnej i niższy potencjał wzrostu są predyktorami niedożywienia u dzieci z niewydolnością serca, podczas gdy czynniki takie jak diagnoza serca, spożycie pokarmu i status społeczno-ekonomiczny nie mają istotnego wpływu na stan odżywienia. Jednak w Meksyku ***(Villasís-Keever i in., 2011)*** czynnikami ryzyka związanymi z niedożywieniem były: obecność choroby wieńcowej, brak suplementów diety oraz powiększenie rodziny.

W naszym obecnym badaniu wykorzystaliśmy globalną subiektywną ocenę żywieniową jako subiektywną kliniczną metodę oceny stanu odżywienia dzieci z wrodzoną chorobą serca. Chociaż obiektywne środki oceny stanu odżywienia nie mogą uwzględniać wszystkich zmiennych, które klinicysta musi wziąć pod uwagę, aby stwierdzić niedożywienie.

Po drugie ***(Donna J Secker, 2007),*** okazało się, że Globalna Ocena Subiektywnego Żywienia (GNS) pomaga nam dokonać kompleksowej oceny żywieniowej. Ocena kliniczna jest dobra, aby określić, czy to dziecko jest małe czy chude. Czy to z natury rzeczy, czy też nieodpowiednie spożycie? Jeśli spożycie jest niewystarczające, to co jest tego przyczyną? Czy istnieją fizyczne dowody na istnienie odpadów na poparcie wyników historycznych? Czy utrata masy ciała wpływa na zdolność dziecka do wykonywania czynności? Czy status żywieniowy i funkcjonowanie dziecka pogarsza się lub zaczyna się poprawiać? Czy dziecko może nadal mieć problemy? Co należy leczyć?

Nasze badanie zgadza się ***(Donna J Secker, 2007),*** że po ukończeniu NMS i zidentyfikowaniu niedożywionego dziecka, lekarz ustalił, czy stan odżywienia dziecka mógł się poprawić lub pogorszyć, ustalił potencjalną przyczynę niedożywienia i określił, gdzie interwencja powinna być ukierunkowana.

Według naszych badań wiele rodzin zgłaszało, że ich noworodki/dzieci były karmione z trudnościami i że wiązało się to z niższymi parametrami wzrostu, zwłaszcza przed operacją. Stwierdziliśmy również (znaczącą) zależność między słabym wzrostem przed przyjęciem a trudnościami w karmieniu. Kwestionariusz ten wykorzystaliśmy również do oceny klinicznej i działań następczych. Kwestionariusz ten był również dobrym narzędziem do udzielania porad rodzinom na temat głównych faktów żywieniowych, specjalnych potrzeb i trudności dietetycznych dzieci z CHD, które są silnie związane z codziennym spożyciem kalorii.

Rozmawialiśmy z matką o tym, jak prawidłowo karmić dziecko i jak zwiększyć spożycie kalorii. Drugi ***(Venugopalan P., 2001)*** Kolejnym predyktorem niedożywienia u dzieci z wrodzoną chorobą serca w tym badaniu była masa ciała z wynikiem z-score. Obecnie WHO zaleca stosowanie systemu Z-Score lub SD do klasyfikowania dzieci poniżej poziomu żywienia. Metoda ta mierzy te trzy wskaźniki i wyraża wyniki w postaci jednostek Z-score lub jednostek odchylenia standardowego, co nie ma miejsca w przypadku innych metod.

Chociaż uznaje się, że poprawa stanu odżywienia przedoperacyjnego może być korzystna, zapewnienie odpowiedniej ilości energii i białka w okresie pooperacyjnym jest szczególnie trudne, ponieważ ograniczenia dotyczące płynów i objętości potrzebnej do farmakoterapii wspomagającej ograniczają ilość objętości dostępnej do karmienia, co jeszcze bardziej pogłębia niedożywienie ***(Dinleyici EC, 2009).***

Jest to zgodne z wynikami naszych badań, ponieważ dzieci z niedożywieniem przedoperacyjnym (WAZ), niską masą ciała według wieku (WHZ) i niskim wzrostem według wieku (HAZ) ($\leq$ -2) wykazywały niskie tempo przyrostu masy ciała po operacji.

Ponieważ jednak AOA nie różni się znacząco między różnymi klasyfikacjami RACHS-1 pod względem stopnia ciężkości operacji, wydaje się, że operacje dotyczące poważnych urazów zostały przeprowadzone niezależnie od stanu odżywienia i że potrzebne są badania żywieniowe oraz długoterminowe wyniki, aby zbadać, czy zwiększone spożycie składników odżywczych, zwłaszcza białka, przed operacją może być pomocne w przeciwdziałaniu niekorzystnym skutkom niskiego AOA u niemowląt poddawanych operacji wieńcowej ***(Medoff-Cooper).et al.,2010).***

Niedawne badanie Surmeli-Onay O z 2011 r. wykazało wzrost IGF-1 i jego białka nośnego, insulinopodobnego białka wiążącego czynnik wzrostu 3, po chirurgicznej naprawie u dzieci z cyjanotyczną chorobą serca. Z drugiej strony, niektórzy autorzy postulują, że wzrosty te są związane z poprawą żywienia pooperacyjnego. W rzeczywistości, wzrost czynników wzrostu może być bardziej bezpośrednio związany z naprawą, często prowadząc do rozwiązania zastoinowej niewydolności serca przy jednoczesnej poprawie fizjologii układu krążenia ***(Carrie Daymont, 2013).***

Po naszym obecnym badaniu stwierdzono jednak proporcjonalną poprawę stanu odżywienia jako niedożywienia (64%) w porównaniu z (86%) w podstawowych odczytach, pomiary antropometryczne wykazały, że było znaczne niedożywienie i pewne ograniczenie wzrostu w grupie kontrolnej 64% w porównaniu z normalnymi dziećmi 12% w tej samej grupie wiekowej. Nie stwierdzono istotnych różnic między grupą kontrolną a kontrolą w zakresie poziomu markerów biochemicznych.

Model niedożywienia wykazał znaczne opóźnienie wzrostu (niskie ryzyko) w porównaniu z grupą kontrolną. Ponadto nasilenie niedożywienia było stosunkowo większe w obserwacji pacjentów z chorobą wieńcową serca. Jest to zgodne z regionalnymi różnicami w rozmieszczeniu niedożywienia, które mogą się również przyczyniać do tych różnic, ponieważ według egipskich badań ankietowych dotyczących zdrowia i populacji z 2006 i 2008 r., atrofia była najczęstszym rodzajem niedożywienia w ogólnej populacji pediatrycznej w Egipcie. ***(El-Zanaty F, Ścieżka A, 2008)***

Podsumowując, należy uwzględnić ścisły rutynowy nadzór żywieniowy nad wszystkimi dziećmi z chorobą wieńcową, niezależnie od ich klasyfikacji sercowej. Do wytycznych chirurgicznych i medycznych dotyczących leczenia dzieci z wrodzoną chorobą serca należy dodać wytyczne żywieniowe, ponieważ mają one istotny wpływ na ogólny wynik leczenia.

Zalecenie to jest zgodne z prawie wszystkimi badaniami żywieniowymi prowadzonymi dla tej populacji pediatrycznej. Na przykład, rutynowa rehabilitacja żywieniowa jest zalecana jako standardowa praktyka w zarządzaniu

Aby poprawić stan odżywienia tych dzieci i zmniejszyć ryzyko późnej śmierci, należy określić nowe formy odpowiedniego wsparcia żywieniowego ***(Medoff-Cooper B., 2011).*** Dedykowany multidyscyplinarny zespół opiekuńczy, obejmujący dietetyków, pielęgniarki, lekarzy, opiekunów, logopedów i terapeutów zajęciowych, ma kluczowe znaczenie dla sukcesu opieki żywieniowej nad tymi pacjentami ***(Piyagarnt E. Vichayavilas.et al,2014).***

Na koniec chcielibyśmy podziękować dzieciom i ich rodzinom za udział w tym badaniu, które jest być może najważniejszym aspektem. Inne wcześniejsze badania różniły się od naszych badań w ich koncepcji, charakterystyki badanych populacji i wzorców wzrostu odniesienia stosowanych do klasyfikacji niedożywienia.

Podsumowanie

W większości przypadków wrodzona choroba serca (CHD) stanowi wyzwanie dla lekarza ze względu na złożone współdziałanie czynników medycznych, chirurgicznych, żywieniowych i społecznych. Postępowanie żywieniowe różni się znacznie w zależności od wady, ale pozostaje kluczowe w różnych warunkach leczenia. Terapia odżywcza jest skomplikowana przez zwiększone zapotrzebowanie na energię, zmniejszone zużycie energii i możliwe nieefektywne wchłanianie i wykorzystanie kalorii.

Dlatego wiele dzieci potrzebuje żywienia dojelitowego (PL) lub pozajelitowego (NP) uzupełniającego, nawet jeśli ostatecznym celem jest rozpoczęcie lub wznowienie karmienia doustnego. Inne czynniki, takie jak martwicze zapalenie jelita grubego (NEC), odma krtaniowa oraz dysfunkcje krtani i neurologiczne, odgrywają ważną rolę w terapii żywieniowej potrzebnej niemowlętom z chorobą wieńcową serca. Jakość życia pacjenta i jego rodziny, a także powrót dziecka na właściwą dla jego wieku ścieżkę rozwoju, jest zawsze na pierwszym planie wszystkich planów leczenia.

Jest to badanie obserwacyjne i kontrolne 50 dzieci w grupie wiekowej (0-60 miesięcy) z objawową wrodzoną chorobą serca. Zostali oni zatrudnieni w Klinice Kardiologii Pediatrycznej Centrum do Coração de Assuão w okresie od marca do sierpnia 2016 roku.

Kryteria włączenia obejmują wiek (0-60 miesięcy), obie płcie, zdiagnozowane jako chorzy na serce. Kryteria wyłączenia obejmują każdą poważną i ciągłą ostrą chorobę wymagającą hospitalizacji, przewlekłe schorzenia inne niż choroba serca związane z wyraźnym obrzękiem, cechami dysmorficznymi, innymi układowymi lub wrodzonymi schorzeniami wpływającymi na wzrost lub stan odżywienia dzieci. Nie wydaje się, aby istniała jakakolwiek istotna różnica w statusie społecznym uczestników.

Grupę chorych z objawową chorobą wieńcową podzielono na dwie podgrupy (cyjanotyczną, jedną cyjanotyczną) na podstawie obrazu klinicznego i wyników badań echokardiograficznych. Pierwszą ocenę żywieniową przeprowadzono przed przyjęciem do kliniki w celu skorygowania wrodzonej choroby serca, zarówno przy użyciu cewnika, jak i po operacji. Ocena obejmowała trzy główne sposoby oceny (subiektywny, obiektywny i biochemiczny). Po wypisie rodziny zostały poinformowane o szczególnych potrzebach i wymaganiach żywieniowych dziecka. Po trzech miesiącach w przychodniach przeprowadzono ocenę uzupełniającą, która obejmowała trzy główne sposoby.

Grupa 50 pozornie zdrowych dzieci, których wiek i płeć pasowały do naszej grupy kontrolnej. Zostali oni zaciągnięci do pełnego wywiadu lekarskiego i badania klinicznego. Przeprowadzono ocenę żywieniową, która obejmowała subiektywne, obiektywne i biochemiczne warunki. Ogólna populacja w tej grupie wiekowej była objęta poradnictwem rodzinnym w zakresie zdrowego żywienia. Przeprowadzono również badanie echokardiograficzne w celu wykluczenia nieprawidłowości echokardiograficznych.

Wszystkie dzieci podlegały historii (osobistej, aktualnej, społeczno-ekonomicznej i dietetycznej). Kliniczna i laboratoryjna ocena stanu odżywienia została udokumentowana. Zarejestrowano pomiary antropometryczne i obliczono wartości Z masy ciała według wieku (WAZ), masy ciała według wzrostu (WHZ) i wzrostu według wieku (HAZ). Niedożywienie zdefiniowano jako masę ciała, wzrost i masę ciała/wysokość Z-score ≥ 2.

Analizę danych i porównanie między dwiema głównymi grupami (przypadek, kontrola) i dwiema podgrupami (cyjanotic, jedna cyjanotic) przeprowadzono zarówno w ocenie wstępnej, jak i w ramach działań następczych. Wyniki

modelu żywienia i badanych poziomów populacji, które są poddawane przeglądowi pod kątem ewentualnych zaleceń.

Wyniki badań wskazują na brak istotnych różnic między pacjentami a kontrolami demograficznymi, z wyjątkiem masy urodzeniowej, która była wyższa w grupie kontrolnej. Ponadto, w grupie pacjentów występują znaczne różnice w wywiadzie żywieniowym. Wskaźniki wiarygodności (dokładność, moc pozytywna i negatywna) metody subiektywnej oceny ogólnej wynosiły odpowiednio 66,428%, 56,074% i 41,25%.

Wszystkie pomiary antropometryczne i biochemiczne wykazały, że u dzieci z chorobą wieńcową występuje znaczne niedożywienie i opóźnienie wzrostu w porównaniu z normalnymi dziećmi w tej samej grupie wiekowej. Stan odżywienia w poszczególnych przypadkach i grupach kontrolnych Ogólna częstość występowania niedożywienia wyniosła 86,0% w przypadkach, w porównaniu z 20% w grupie kontrolnej. U dzieci z chorobą wieńcową częstość występowania odpadów (niskie HZI) i zaników (niskie HZHA) była istotnie większa niż w grupie kontrolnej. Ponadto u pacjentów z chorobą wieńcową istotnie większy był względny odsetek dzieci poważnie niedożywionych.

U chorych z chorobą wieńcową nie stwierdzono istotnej różnicy w stanie odżywienia pomiędzy cyjanotycznym (86,2%) a

cyjanotycznym (85,7%).
Udział ogłuszania był proporcjonalnie wyższy (44%) w podgrupie cyjanotycznej, natomiast dominowały odpady (76%) w subpopulacji cyjanotycznej. Niedożywienie było istotnie wysokie w grupie cyjanotycznej (61,2%).

W następnym czytaniu, pomiary antropometryczne wykazały, że istnieje znaczne niedożywienie i pewne ograniczenie wzrostu w zakresie

niż normalne dzieci w tej samej grupie wiekowej. Nie stwierdzono istotnych różnic między grupą kontrolną a grupą kontrolną w zakresie poziomu markerów biochemicznych. Niedożywienie było znaczne, a ogólna częstość jego występowania sięgała 64% przypadków, w porównaniu z 12% w grupie kontrolnej. Undernutrition patterns revealed a significant growth retardation (HAZ) compared to the control group. Ponadto, względny odsetek dzieci z ciężkim niedożywieniem był istotnie wyższy u dzieci zagrożonych chorobą niż w grupie kontrolnej.

U chorych z chorobą wieńcową w ocenie kontrolnej nie stwierdzono istotnej różnicy w stanie odżywienia między stanem cyjanotycznym (65,5%) a cyjanotycznym (61,9%). Nie stwierdzono istotnych różnic we wzorcu niedożywienia między tymi dwoma podgrupami. Stopień niedożywienia był istotnie wysoki w grupie cyjanotycznej (35,8%).

Z praktycznego punktu widzenia, ograniczenie wzrostu pozostaje problemem żywieniowym u dzieci z chorobami serca. Zwłaszcza gdy choroba wieńcowa jest związana z niedokrwistością lub niewydolnością serca. Początek i nasilenie ograniczenia wzrostu są zwykle w grupie "cyjanotycznej" w porównaniu z grupą "cyjanotyczną". Głównym wskaźnikiem postępowania jest uwzględnienie znanych czynników przyczynowych, które są istotnie związane z opóźnieniem wzrostu (hipermetabolizm, niedobór hemodynamiczny, ograniczenie płynów i niedostateczne spożycie kalorii).

Ocena spożycia składników pokarmowych obejmuje określenie potencjalnych strat spowodowanych złym wchłanianiem lub wymiotami oraz zużycia energii w wyniku aktywności fizycznej. Ważne jest posiadanie zaangażowanego multidyscyplinarnego zespołu ds. zdrowia (dietetycy, pielęgniarki, logopedzi i terapeuci zawodowi, lekarze, asystenci medyczni).

w żywieniowej opiece nad tymi pacjentami. Wraz z postępem operacji kardiochirurgicznych, wyniki są obiecujące.

Rola żywienia jako głównej linii zarządzania jest uważana za "szkielet" całego planu zarządzania. Edukacja żywieniowa jest niezbędna dla całej populacji pediatrycznej, biorąc pod uwagę grupy wysokiego ryzyka w celu rozwoju niedożywienia u dzieci z chorobą wieńcową serca. Odżywianie pozwala na odpowiedni wzrost i rozwój, z preferencyjnymi wynikami chirurgicznymi i stosunkowo krótkim pobytem w szpitalu pooperacyjnym. Niedożywieniu można by zapobiegać poprzez podejście stopniowe (badania przesiewowe, wczesna diagnoza, wczesna interwencja, wsparcie, działania następcze).Ścisły nadzór żywieniowy powinien być włączony dla wszystkich dzieci z chorobą wieńcową, niezależnie od ich klasyfikacji sercowej. Wzrost (wskazywany głównie przez wagę) może być krytycznym czynnikiem określającym czas operacji. Wiek w momencie zabiegu korekcyjnego wpływa na potencjał odnowy żywieniowej i wzrostu.

Wniosek

Wrodzona choroba serca (CHD) jest często związana z niedożywieniem w populacji pediatrycznej. Wymagane jest skomplikowane podejście do zarządzania. Połączone i zrównoważone leczenie chirurgiczne, medyczne i żywieniowe jest ustalane w zależności od kategorii i stopnia ciężkości urazu serca.

Dzieci z chorobami serca mają wyjątkowe wyzwania żywieniowe. Ważne jest, aby zacząć zajmować się statusem żywieniowym wrodzonej choroby serca jako związkiem, którego można uniknąć, a nie powszechną konsekwencją. Badania żywieniowe w kierunku zdiagnozowanej choroby wieńcowej pomogą wykryć wczesne opóźnienie wzrostu, umożliwiając dostęp do wczesnych interwencji żywieniowych i poprawiając stan zdrowia pacjenta.

Zalecenia

- Koncepcja "zanikłej migracji u dzieci z chorobą wieńcową" powinna być przedmiotem szczególnej uwagi w projektach protokolarnych praktyki lekarskiej w zakresie choroby wieńcowej.

- Rutynowa ocena żywieniowa jest zalecana jako "aktualna praktyka" w protokole leczenia dzieci z chorobą wieńcową serca, zarówno na poziomie medycznym jak i chirurgicznym (wczesna chirurgiczna/interwencyjna naprawa). Subiektywna ogólna ocena żywieniowa może być stosowana jako prosta i wiarygodna metoda oceny nocnej.

- Zdecydowanie zaleca się interwencje w odniesieniu do określonych składników odżywczych pod koniec odżywiania odpornościowego (glutamina, kwasy tłuszczowe omega-3, przeciwutleniacze takie jak witamina E, witamina C, selen, miedź, żelazo i cynk).

- Podejście do wdrażania poradnictwa żywieniowego jest niezbędne dla dobrej praktyki komunikacji między pacjentami a pracownikami służby zdrowia. Pracownicy służby zdrowia powinni być świadomi tych strategii. Podnoszenie świadomości może być zintegrowane poprzez sesje szkoleniowe dla (lekarzy, pielęgniarek i dietetyków).

- Zdecydowanie zaleca się dalsze badania porównawcze różnych protokołów, w tym tego, co zaproponowaliśmy.

ZAŁĄCZNIK

1. Podsumowanie referencyjnych wartości spożycia żywności (RDI): Makroskładniki pokarmowe dla niemowląt i małych dzieci

Recommended Daily Allowances (RDAs) in bold type and Adequate Intakes (AIs) in ordinary type followed by an asterisk (*)

	Sex	Protein (g/kg/d)	Carbohydrate (*Digestible*) (g/d)	Total Fat (g/d)	Linoleic Acid *n-6* (g/d)	α-linolenic Acid *n-3* (g/d)	Total Fiber (g/d)	Total Water (liters/d)
Infants								
0-6 mo	Both	1.52*	60*	31*	4.4*	0.5*	ND	0.7*
7-12 mo	Both	**1.2**	90*	30*	4.6*	0.5*	ND	0.8*
Children								
1-3 y	Both	**1.05**	**130**	ND	7*	0.7*	19*	1.3*
4-8 y	Both	**0.95**	**130**	ND	10*	0.9*	25*	1.7*
9-13 y	M	**0.95**	**130**	ND	12*	1.2*	31*	2.4*
	F	**0.95**	**130**	ND	10*	1.0*	26*	2.1*
14-18 y	M	**0.85**	**130**	ND	16*	1.6*	38*	3.3*
	F	**0.85**	**130**	ND	11*	1.1*	26*	2.3*

ND: nie można ustalić. Uwaga: Zarówno NRD, jak i IA mogą być wykorzystywane jako cele do indywidualnego przyjęcia. ADR: średnie dzienne spożycie składników odżywczych wystarczające do zaspokojenia potrzeb prawie wszystkich osób zdrowych (97-98%) w danej grupie wiekowej i na danym etapie życia. IA: Dla zdrowych dzieci karmionych piersią, IA to średnie spożycie. Dla innych grup wiekowych i seksualnych, IA jest zalecaną średnią dzienną dawką pokarmową opartą na zaobserwowanych lub doświadczalnie ustalonych szacunkach spożycia składników pokarmowych dla grupy (lub grup) osób pozornie zdrowych. Są to wartości referencyjne dla normalnych, pozornie zdrowych dzieci. Dziecko może mieć cechy fizjologiczne, zdrowotne lub dotyczące stylu życia, które mogą wymagać dostosowania pewnych składników odżywczych.

- Podsumowanie referencyjnych dietetycznych wartości spożycia

Dzieci: Minerały

	Sex	Calcium (mg/d)	Chromium (μg/d)	Cu (μg/d)	Fluoride (mg/d)	Iodine (μg/d)	Iron (mg/d)	Magnesium (mg/d)	Manganese (mg/d)	Molybdenum (μg/d)
Infants										
0-6 mo	Both	200*	0.2*	200*	0.01*	110*	0.27*	30*	0.003*	2*
7-12 mo	Both	260*	5.5*	220*	0.5*	130*	**11**	75*	0.6*	3*
Children										
1-3 y	Both	700*	11*	**340**	0.7*	**90**	**7**	**80**	1.2*	**17**
4-8 y	Both	1000*	15*	**440**	1.0*	**90**	**10**	**130**	1.5*	**22**
9-13 y	M	1300*	25*	**700**	2*	**120**	**8**	**240**	1.9*	**34**
	F	1300*	21*	**700**	3*	**120**	**8**	**240**	1.6*	**34**
14-18 y	M	1300*	35*	**890**	2*	**150**	**11**	**410**	2.2*	**43**
	F	1300*	24*	**890**	3*	**150**	**15**	**360**	1.6*	**43**

	Sex	Phosphorus (mg/d)	Selenium (μg/d)	Zinc (mg/d)	Potassium (g/d)	Sodium (g/d)	Chloride (g/d)
Infants							
0-6 mo	Both	100*	15*	2*	0.4*	0.12*	0.18*
7-12 mo	Both	275*	20*	**3**	0.7*	0.37*	0.57*
Children							
1-3 y	Both	**460**	**20**	**3**	3.0*	1.0*	1.5*
4-8 y	Both	**500**	**30**	**5**	3.8*	1.2*	1.9*
9-13 y	M	**1250**	**40**	**8**	4.5*	1.5*	2.3*
	F	**1250**	**40**	**8**	4.7*	1.5*	2.3*
14-18 y	M	**1250**	**55**	**11**	4.5*	1.5*	2.3*
	F	**1250**	**55**	**9**	4.7*	1.5*	2.3*

Rada ds. Żywności i Żywienia, Instytut Medycyny - Narodowa Akademia Nauk (2005). Dostępne pod adresem: http://www.nap.edu

- Podsumowanie referencyjnych dietetycznych wartości spożycia

Dzieci: Witaminy

	Sex	Vit A (μg/d)	Vit C (mg/d)	Vit D (μg/d)	Vit E (μg/d)	Vit K (μg/d)	Thiamin (mg/d)	Riboflavin (mg/d)	Niacin (mg/d)
Infants									
0-6 mo	Both	400*	40*	10*	4*	2.0*	0.2*	0.3*	2*
7-12 mo	Both	500*	50*	10*	5*	2.5*	0.3*	0.4*	4*
Children									
1-3 y	Both	**300**	**15**	15*	**6**	30*	**0.5**	**0.5**	**6**
4-8 y	Both	**400**	**25**	15*	**7**	55*	**0.6**	**0.6**	**8**
9-13 y	M	**600**	**45**	15*	**11**	60*	**0.9**	**0.9**	**12**
	F	**600**	**45**	15*	**11**	60*	**0.9**	**0.9**	**12**
14-18 y	M	**900**	**75**	15*	**15**	75*	**1.2**	**1.3**	**16**
	F	**700**	**65**	15*	**15**	75*	**1.0**	**1.0**	**14**

*Conversion factor for Vitamin D: 1μg = 40 IU (international units)

	Sex	Vit B_6 (μg/d)	Folate (μg/d)	Vit B_{12} (μg/d)	Pantothenic Acid (mg/d)	Biotin (μg/d)	Choline (mg/d)
Infants							
0-6 mo	Both	0.1*	65*	0.4*	1.7*	5*	125*
7-12 mo	Both	0.3*	80*	0.5*	1.8*	6*	150*
Children							
1-3 y	Both	**0.5**	**150**	**0.9**	2*	8*	200*
4-8 y	Both	**0.6**	**200**	**1.2**	3*	12*	250*
9-13 y	M	**1.0**	**300**	**1.8**	4*	20*	375*
	F	**1.0**	**300**	**1.8**	4*	20*	375*
14-18 y	M	**1.3**	**400**	**2.4**	5*	25*	550*
	F	**1.2**	**400**	**2.4**	5*	25*	400*

Vitamin D:

Age	**Vitamin D (μg/IU)**	**Tolerable upper limits (μg/ IU)**
0-6 months	10μg/400 IU	25μg/1000IU
7-12 months	10μg/400 IU	38μg/1500IU
1-3 years	15μg/600 IU	63μg/2500IU
4-8 years	15μg/600 IU	75μg/3000IU
9-18 years	15μg/600 IU	100μg/4000IU

*Conversion factor for Vitamin D: 1μg = 40 IU (international units)

Rada ds. Żywności i Żywienia, Instytut Medycyny - Narodowa Akademia Nauk (2005). Dostępne pod adresem: http://www.nap.edu

-Podsumowanie szacunkowego zapotrzebowania na energię (EER) dla niemowląt i dzieci

Age	Sex	Estimated Energy Requirement (EER) (kcal/kg/d)				
			Physical Activity Level (PAL)			
			Sedentary	*Low Active*	*Active*	*Very Active*
Infants (mo)						
0-2	M F	107 104-102	Not determined based on PAL for these age groups			
3-6	M F	95-82 95-82				
7-9	M F	79-80 80				
10-20	M F	79-82 82				
21-35	M F	82-83 83				
Children (y)						
3-4	M F		81-75 78-72	93-86 89-83	104-97 100-94	117-109 118-111
5-6	M F		69-64 66-62	80-74 77-72	90-84 87-82	103-97 104-97
7-8	M F		60-57 57-53	70-66 67-62	80-75 75-71	92-87 90-85
9-10	M F		54-50 49-45	63-59 57-53	71-67 65-60	83-78 78-72
11-12	M F		47-44 41-39	55-52 49-46	64-60 56-53	74-70 67-64
13-14	M F		42-41 37-35	50-48 44-41	57-56 50-47	67-64 60-57
15-16	M F		40-38 33-32	47-45 40-38	54-52 45-44	62-60 55-54
17-18	M F		37-36 31-30	43-42 37-36	50-49 43-42	58-57 52-51

EER (kcal/kg) obliczony na podstawie następujących równań, podzielony przez wagi referencyjne

wagi dla dzieci w wieku od 0 do 35 miesięcy oraz referencyjne wagi i wysokości dla dzieci w wieku od 3 do 18 lat wykorzystywane do obliczeń. Od: Kaczmarski, R.J., et al. Wykresy wzrostu CDC: Stany Zjednoczone Ameryki. Adv. data.314:1-28.

EER (kcal/day):

Infants:

0-3 mo EER= (89 x weight [kg] -100) + 175

4-6 mo EER= (89 x weight [kg] -100) + 56

7-12 mo EER= (89 x weight [kg] -100) + 22

13-36 mo EER= (89 x weight [kg] -100) + 20

Children:

Boys

3-8 y EER= 88.5-61.9 x age[y] + PA x (26.7 x weight [kg] + 903 x height [m]) +20

9-18 y EER= 88.5-61.9 x age[y] + PA x (26.7 x weight [kg] +903 x height [m]) +25

Girls

3-8 y EER= 135.3-30.8 x age[y] + PA x (10.0 x weight [kg] + 934 x height [m]) +20

9-18 y EER= 135.3-30.8 x age[y] + PA x (10.0 x weight [kg] + 934 x height [m]) +25

Physical Activity (PA) Coefficients used in EER equations:

	Sedentary	Low Active	Active	Very Active
Boys 3-18 y	1.00	1.13	1.26	1.42
Girls 3-18 y	1.00	1.16	1.31	1.56

(Rada ds. Żywności i Żywienia, 2005 r.).

- Ogólne zalecenia żywieniowe dla zdrowych dzieci :

DAILY FOOD GUIDE FOR CHILDREN FOODS	1 TO 2 YEARS	2 TO 5 YEARS	5 TO 12 YEARS
Dairy	2-3 servings: 8 fl oz. 2% Milk, 1 cup yogurt, 1/3 cup or 1 oz low fat cheese	2-3 servings: 8 fl oz 1% or skim milk , 1 cup yogurt, 1/3 cup or 1 oz low fat cheese	3 or more servings: 8 fl oz 1% or skim milk, 1 cup yogurt, 1/3 cup or 1 oz low fat cheese
Grains/ Breads (choose whole grain more often)	1.5 - 3 servings: ½ cup pasta or rice or oatmeal, 1 cup cereal, 5 (1 oz) crackers, 1 tortilla, 1 slice of bread	4 - 5servings: ½ cup pasta or rice or oatmeal, 1 cup cereal, 5 (1 oz) crackers, 1 tortilla, 1 slice of bread	5 servings or more
Desserts	fruit, frozen yogurt, sorbet, jello, custard, pudding, ice cream	fruit, frozen yogurt, sorbet, jello, custard, pudding, ice cream, plain cake or pastries	fruit, frozen yogurt, sorbet, jello, custard, pudding, ice cream, cake or pastries
Fats	As needed to make food palatable: oil, butter, salad dressings	As needed to make food palatable	As needed to make food palatable
Fruits (Choose a rainbow of colors: oranges, yellows, reds, purples)	2 servings: ½ cup fresh/canned/frozen, 1 small piece of fruit, ¼ cup dried fruit, ½ cup 100% fruit juice	2-3 servings: ½ cup fresh/canned/frozen, 1 small piece of fruit, ¼ cup dried fruit, ½ cup 100% fruit juice	2-3 servings: ½ cup fresh/canned/frozen, 1 small piece of fruit, ¼ cup dried fruit, ½ cup 100% fruit juice
Meat, Poultry, Fish, beans/lentils,tofu, eggs, nuts	2-3 servings: 2-3 T. finely chopped meat, poultry or boned fish, ½ cup beans/lentils, 1 egg, 1 oz nuts, 1 T. nut butter, ½ cup tofu	3-4 servings: 1oz lean meat, poultry, or fish, ½ cup beans, 1 egg, 1 oz nuts, 1 T. nut butter, ½ cup tofu	4-5 servings
Vegetables (choose leafy greens, yellows, oranges, reds)	2 servings: 1 cup cooked, chopped or mashed	2-3 servings: 1 cup cooked or tender raw vegetables	2-3 servings: 1 cup cooked or tender raw vegetables
Miscellaneous	Light seasoning: sugar, salt, jelly	Moderate: sugar, salt, honey, jelly	Moderate: sugar, salt, honey Any seasoning pepper, jams, jelly, catsup, mustard, pickle relish.

Rada ds. Żywności i Żywienia, Instytut Medycyny - Narodowa Akademia Nauk (2005). Dostępne pod adresem: http://www.nap.edu

- *Algorytm doboru odpowiednich klinicznie wzorów.*

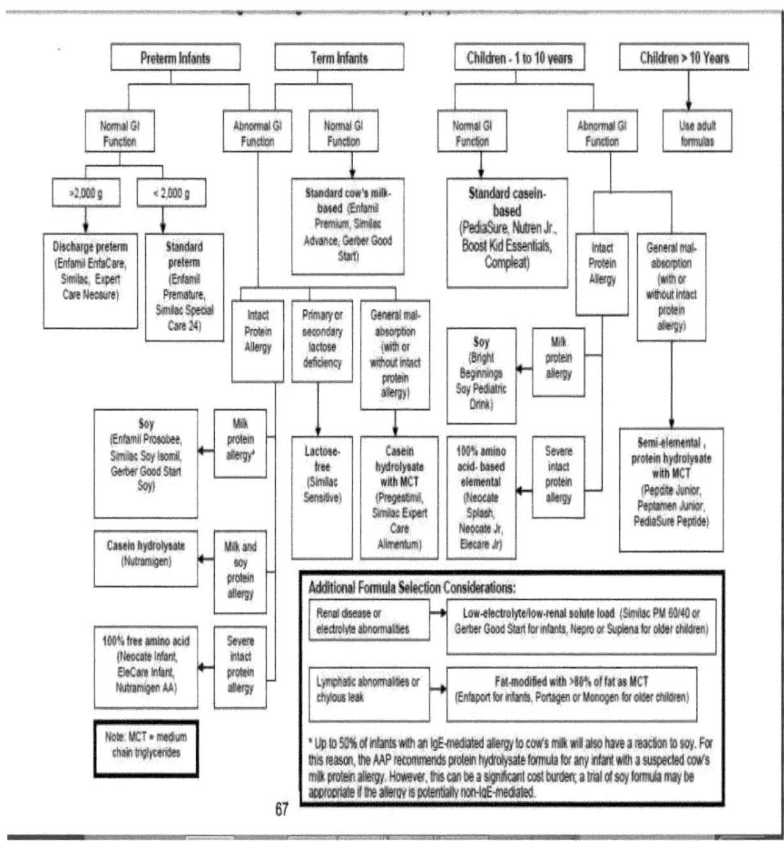

Pediatric Nutrition Support Handbook, 2012. Department of Nutrition Services Children's Hospital Services UVA University of Virginia Health System Charlottesville, Virginie.

Oszacować zapotrzebowanie wcześniaków na kalorie, białka i płyny dojelitowe

Infant Condition/ Disease	Enteral			Parenteral		
Nutrient	Calories (kcal/kg)	Protein (g/kg)	Fluid (ml/kg)	Calories (kcal/kg)	Protein (g/kg)	Fluid (ml/kg)
AGA	105-130	3.0-4.0	150-200	90-100	3.0-4.0	120
SGA or ELBW	120-140	3.5-4.5	150-200	95-105	3.5-4.0	120-130
BPD, CHD, or CLD	120-150	3.0-4.0	120-135	90-105	3.0-4.0	100-120

AGA = Appropriate for Gestational Age (10-90th %-ile on growth chart for weight for age)
SGA = Small for Gestational Age (<10th %-ile on growth chart for weight for age)
BPD = Bronchopulmonary Dysplasia
CHD = Congenital Heart Disease
CLD = Chronic Lung Disease

*(**Groh-Wargo S. , 2000**). Zalecane spożycie jelitowych składników odżywczych. W: Groh-Wargo S, Thompson M, Hovasi Cox J, eds. Opieka żywieniowa dla niemowląt wysokiego ryzyka. Chicago, IL: Precept Press;:231- 263.*

Potrzebuje witamin dojelitowych i pozajelitowych oraz składników mineralnych dla wcześniaków

VITAMINS			MINERALS		
	Enteral	Parenteral		Enteral	Parenteral
Vitamin A	700-1500 IU/kg	700-1500 IU/kg	**Calcium**	120-230 mg/kg	50-80 mg/kg
Vitamin D	400 IU/day (200-1000)	1.5 – 10 ug/kg	Phosphorus	60-140 mg/kg	40-60 mg/kg
Vitamin E	6-12 IU/kg	2.8 – 3.5 IU/kg	Magnesium	7.2-.9.6 mg/kg	4.3-7.2 mg/kg
Vitamin K	8-10 ug/kg	10 ug/kg	Iron	2-4 mg/kg	250-670 ug/kg
Vitamin C	30-40 mg/kg	25 mg/kg	Sodium	2-3 mEq/kg	3-4 mEq/kg
Thiamine	180-240 ug/kg	350 ug/kg	Potassium	2-3 mEq/kg	2-4 mEq/kg
Riboflavin	250-360 ug/kg	0.15 mg (150 mcg)/kg	Chloride	2-3 mEq/kg	3-4 mEq/kg
Niacin	4.5-6 mg/kg	5-6.8 mg/kg	Zinc	1000-2000 ug/kg	400 ug/kg
Vitamin B_6	180-300 ug/kg	180-400 ug/kg	Copper	120-150 ug/kg	20 ug/kg
Vitamin B_{12}	0.3 ug/kg	0.3 ug/kg	Manganese	0.75-7.5 ug/kg	1 ug/kg
Folic Acid	45-50 ug/kg	56 ug/kg	Selenium	1.3-4.5 ug/kg	1.5-4.5 ug/kg
Pantothenic Acid	1.2-2 mg/kg	2 mg/kg	Chromium	0.1-2.25 ug/kg	0..05-.3 ug/kg
Biotin	3.6-6.0 ug/kg	6-8 ug/kg	Molybdenum	0.3-4ug/kg	0.25-1.0 ug/kg

(Krug SK. 2000). *Żywienie parenteralne: witaminy, minerały i pierwiastki śladowe. W: Groh-Wargo S, Thompson M, Hovasi Cox J, eds. Opieka żywieniowa dla niemowląt wysokiego ryzyka. Chicago, IL: Precept Press:151-175.*

Table 5.2 Overview of Term Infant and Pediatric Formulas (2, 4 – 7)

Formula Type	Description/Indication	Formulations	Formula Examples
Standard Term Cow's Milk Based	• For standard, term infant feeding during the first year of life. • Meets the recommendations of the American Academy of Pediatrics (AAP) for infant formulas (4).	• Standard caloric density: 20 kcal/oz • 24 kcal/oz (ready to feed) for hospital setting • Carbohydrate: lactose • Protein: casein/whey • Fat: vegetable oil blend, DHA/ARA	• Enfamil Lipil (Mead Johnson) • Enfamil 24 Lipil (Mead Johnson) • Similac Advance (Abbott) • Similac Expert Care 24 (Abbott)
"Sensitive"	• May contain reduced lactose or partially hydrolyzed protein.	• Standard caloric density: 20 kcal/oz • Carbohydrate: corn syrup solids and/or lactose • Protein: casein/whey (intact or partially hydrolysed) • Fat: vegetable oil blend, DHA/ARA	• Similac Sensitive (Abbott) – *lactose free* • Enfamil Gentlease (Mead Johnson) – *reduced lactose, partially hydrolysed protein* • Gerber Good Start (Nestle)– *partially hydrolyzed whey*
Added Rice	• Added rice starch for gastroesophageal reflux.	• Standard caloric density: 20 kcal/oz • Carbohydrate: lactose or corn syrup solids, rice starch • Protein: cow's milk protein, casein/whey • Fat: vegetable oil blend, DHA/ARA	• Enfamil AR (Mead Johnson) • Similac Sensitive for Spit-Up (Abbott)
Soy Protein	• Cow's milk protein sensitivity, lactose intolerance, or galactosemia.	• Standard caloric density: 20 kcal/oz • Carbohydrate: corn syrup solids, sucrose (lactose-free) • Protein: soy protein isolate and methionine • Fat: vegetable oil, DHA/ARA	• Similac Soy Isomil (Abbott) • Enfamil Proscbee (Mead Johnson)
Extensively Hydrolyzed	• Extensively hydrolysed for milk and/or soy protein sensitivity; considered hypoallergenic • May have partial substitution of LCT as MCT for malabsorptive conditions (6, 7).	• Standard caloric density: 20 kcal/oz, some available in 24 kcal/oz (ready to feed) for hospital setting • Carbohydrate: sucrose, tapioca starch, corn syrup solids (all are lactose free) • Protein: extensively hydrolyzed casein • Fat: vegetable oil blend, DHA/ARA, some MCT	• Pregestimil Lipil (Mead Johnson) – *55% of fat as MCT* • Similac Expert Care Alimentum (Abbott) – *33% of fat as MCT* • Nutramigen Lipil (Mead Johnson) – *5% of fat as MCT*
Elemental	• Amino acid based for severe malabsorption or allergy.	• Standard caloric density: 20 kcal/oz • Carbohydrate: corn syrup solids (all are lactose free) • Protein: amino acids • Fat: vegetable oil blend, DHA/ARA, some MCT	• Neocate Infant (Nutricia) – *33% of fat as MCT* • Elecare Infant (Abbott) – *33% of fat as MCT*
Fat Modified	• Significant fat malabsorption, lymphangectasia, chylothorax. • 85% of fat as MCT	• Standard caloric density: 30 kcal/oz (can be diluted) • Carbohydrate: corn syrup solids • Protein: casein Fat: soy oil, MCT oil, DHA/ARA	• Enfaport (Mead Johnson)
Renal	• Chronic kidney disease, requirement for altered electrolyte composition	• Standard caloric density: 20 kcal/oz • Carbohydrate: lactose • Protein: casein • Fat: vegetable oils	• Simliac PM 60/40 (Abbott)

Table 5.2 Overview of Infant and Pediatric Formulas (2, 4 – 7) Continued

Formula Type	Description/Indication	Indications/Formulations	Formula Examples
Pediatric Enteral Formulas	• Balanced nutrition for the enteral feeding of children ages 1-13 years of age. Meets 100% of the RDA in 1000 - 1300 ml (depending on the age). • For children with normal GI function. • May be used as oral supplements.	• Protein: casein and/or whey • Carbohydrate: maltodextrin, sucrose (lactose free) • Fat source: vegetable oil blend • Fiber source: can include pea fiber, FOS, inulin	• PediaSure *(oral product, with and without fiber)* (Abbott) • PediaSure Enteral 1.0 *(with and without fiber)* (Abbott) • Pediasure 1.5 Cal *(with and without fiber)* (Abbott) • Nutren Junior *(with and without fiber)* (Nestle) • Boost Kid Essentials 1.0 • Boost Kid Essentials 1.5 *(with and without fiber)* (Nestle) • Compleat Pediatric (Nestle) – *blenderized food*
Pediatric Enteral Formulas (Soy)	• Balanced nutrition for the enteral feeding of children ages 1-10 years of age. Meets 100% of the RDA in 1000 - 1300 ml (depending on the age). • May be used as oral supplement.	• Protein: soy protein based • Carbohydrate: maltodextrin, sucrose (lactose free) • Fat source: vegetable oil blend i.e. soy, high-oleic safflower oil, corn oil & MCT oil • Contains fiber	• Bright Beginnings Soy (PBM Products)
Pediatric Hydrolyzed	• Balanced nutrition for the enteral feeding of children ages 1-13 with generalized malabsorption of protein and/or fat. • Potential indications: cystic fibrosis, short gut syndrome, inflammatory bowel disease, chronic diarrhea. • May be used as oral supplements.	• Protein: peptide based, usually milk-based • Carbohydrate: maltodextrin, sucrose, cornstarch (lactose free) • Fat: vegetable oils, MCT • Fiber source: can include FOS, inulin	• Pediasure Peptide 1.0 (Abbott) • Pediasure Peptide 1.5 (Abbott) • Peptamen Jr *(without fiber, with fiber, and with PreBio)* (Nestle) • Peptamen Jr 1.5 (Nestle) • Pepdite Jr (Nutricia) – *soy and pork based protein*
Pediatric Amino Acid	• Balanced nutrition for the enteral feeding of children ages 1-13 with severe protein allergy or malabsorption • May be used as oral supplements.	• Protein: amino acids • Carbohydrate: corn syrup solids • Fat: vegetable oils, MCT oil	• EleCare Jr (Abbott) • Neocate Jr (Nutricia) – *with and without prebiotics* • Neocate Splash (Nutricia) – *oral product*
Pediatric Reduced Calorie	• Balanced nutrition (including optimal vitamin/minerals) for the enteral feeding of children ages 1-13 with reduced calorie needs	• Protein: milk, soy protein • Carbohydrate: sucrose • Fat: vegetable oil • Caloric density: 0.63 – 0.66 kcal/oz	• PediaSure SideKicks 0.63 Cal (Abbott) • Compleat Pediatric Reduced Calorie (Nestle)

Table 5.2 adapted from references 2, 6, 7 and proprietary enteral product literature.

RADA RODZINNA

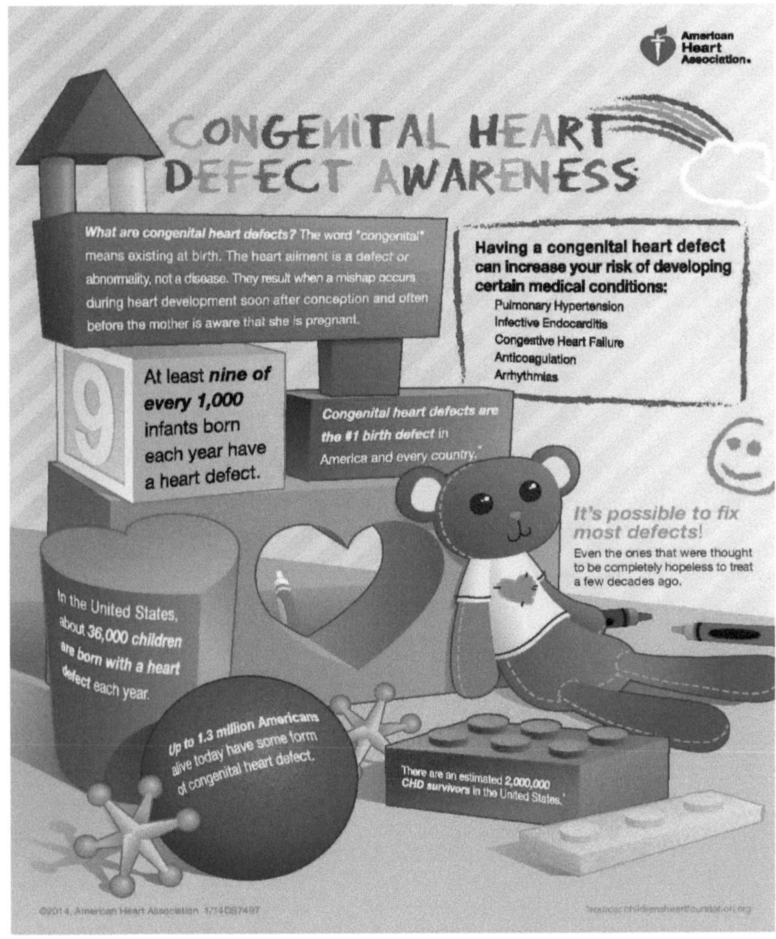

American Heart Association, (2014).

fonte : childrenheartfoundation.org

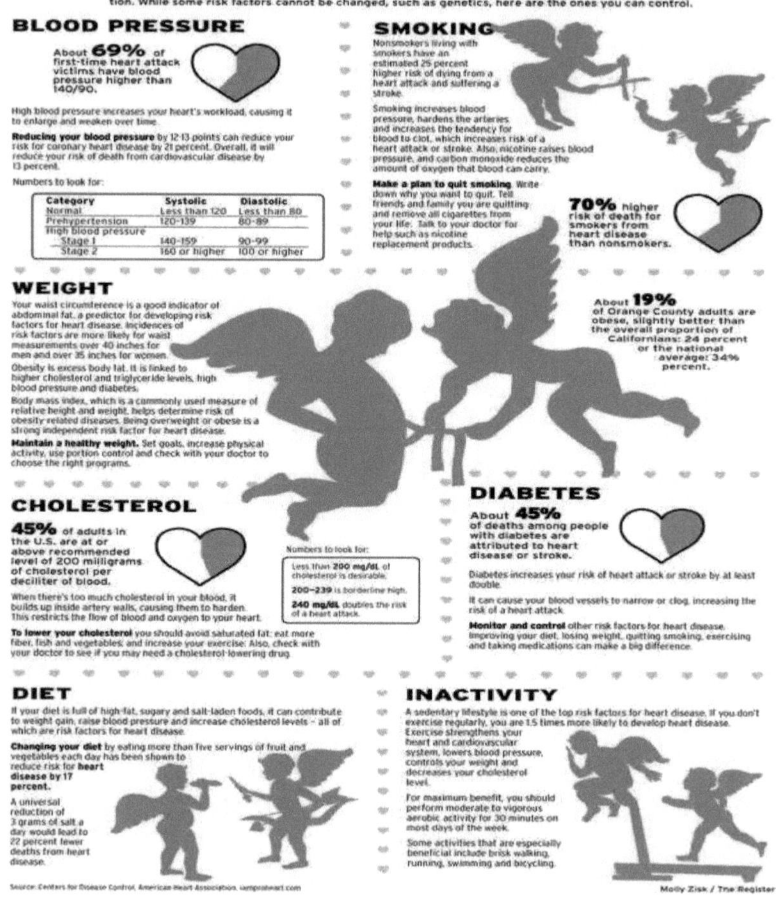

Love your heart

It's estimated that 80 million American adults have some type of cardiovascular disease. In the United States, the most common type of heart disease is coronary artery disease, which can lead to a heart attack. You can greatly reduce your risk through lifestyle changes and, in some cases, medication. While some risk factors cannot be changed, such as genetics, here are the ones you can control.

BLOOD PRESSURE

About 69% of first-time heart attack victims have blood pressure higher than 140/90.

High blood pressure increases your heart's workload, causing it to enlarge and weaken over time.

Reducing your blood pressure by 12-13 points can reduce your risk for coronary heart disease by 21 percent. Overall, it will reduce your risk of death from cardiovascular disease by 13 percent.

Numbers to look for:

Category	Systolic	Diastolic
Normal	Less than 120	Less than 80
Prehypertension	120-139	80-89
High blood pressure		
Stage 1	140-159	90-99
Stage 2	160 or higher	100 or higher

SMOKING

Nonsmokers living with smokers have an estimated 25 percent higher risk of dying from a heart attack and suffering a stroke.

Smoking increases blood pressure, hardens the arteries and increases the tendency for blood to clot, which increases risk of a heart attack or stroke. Also, nicotine raises blood pressure, and carbon monoxide reduces the amount of oxygen that blood can carry.

Make a plan to quit smoking. Write down why you want to quit. Tell friends and family you are quitting and remove all cigarettes from your life. Talk to your doctor for help such as nicotine replacement products.

70% higher risk of death for smokers from heart disease than nonsmokers.

WEIGHT

Your waist circumference is a good indicator of abdominal fat, a predictor for developing risk factors for heart disease. Incidences of risk factors are more likely for waist measurements over 40 inches for men and over 35 inches for women.

Obesity is excess body fat. It is linked to higher cholesterol and triglyceride levels, high blood pressure and diabetes.

Body mass index, which is a commonly used measure of relative height and weight, helps determine risk of obesity-related diseases. Being overweight or obese is a strong independent risk factor for heart disease.

Maintain a healthy weight. Set goals, increase physical activity, use portion control and check with your doctor to choose the right programs.

About 19% of Orange County adults are obese, slightly better than the overall proportion of Californians: 24 percent or the national average: 34% percent.

CHOLESTEROL

45% of adults in the U.S. are at or above recommended level of 200 milligrams of cholesterol per deciliter of blood.

When there's too much cholesterol in your blood, it builds up inside artery walls, causing them to harden. This restricts the flow of blood and oxygen to your heart.

To lower your cholesterol you should avoid saturated fat; eat more fiber, fish and vegetables; and increase your exercise. Also, check with your doctor to see if you may need a cholesterol-lowering drug.

Numbers to look for:

Less than **200 mg/dL** of cholesterol is desirable.

200–239 is borderline high.

240 mg/dL doubles the risk of a heart attack.

DIABETES

About 45% of deaths among people with diabetes are attributed to heart disease or stroke.

Diabetes increases your risk of heart attack or stroke by at least double.

It can cause your blood vessels to narrow or clog, increasing the risk of a heart attack.

Monitor and control other risk factors for heart disease. Improving your diet, losing weight, quitting smoking, exercising and taking medications can make a big difference.

DIET

If your diet is full of high-fat, sugary and salt-laden foods, it can contribute to weight gain, raise blood pressure and increase cholesterol levels – all of which are risk factors for heart disease.

Changing your diet by eating more than five servings of fruit and vegetables each day has been shown to reduce risk for **heart disease by 17 percent.**

A universal reduction of 3 grams of salt a day would lead to 22 percent fewer deaths from heart disease.

INACTIVITY

A sedentary lifestyle is one of the top risk factors for heart disease. If you don't exercise regularly, you are 1.5 times more likely to develop heart disease.

Exercise strengthens your heart and cardiovascular system, lowers blood pressure, controls your weight and decreases your cholesterol level.

For maximum benefit, you should perform moderate to vigorous aerobic activity for 30 minutes on most days of the week.

Some activities that are especially beneficial include brisk walking, running, swimming and bicycling.

Source: Centers for Disease Control, American Heart Association

Molly Zisk / The Register

Zdrowie/Medycyna

Luty jest miesiącem amerykańskiego serca. Kroki, które możesz podjąć, aby utrzymać swoje serce w zdrowiu...

https://www.pinterest.com/pin/474848354446200904/

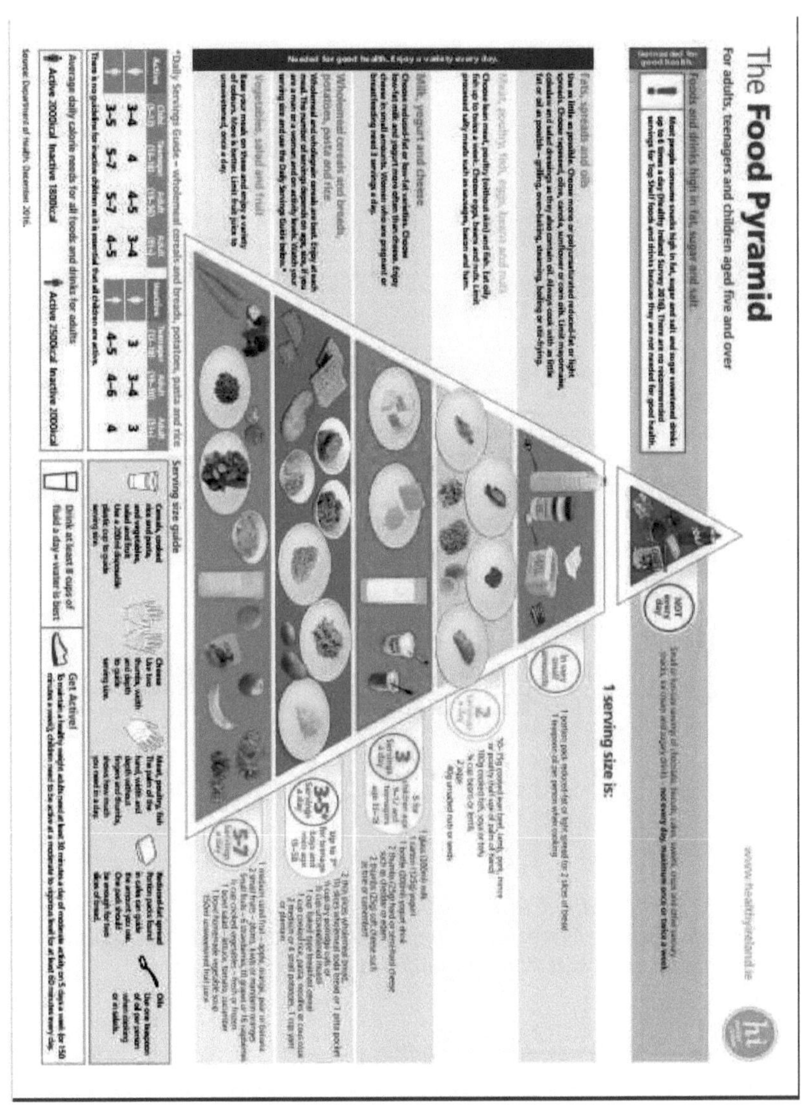

Źródło: Ministerstwo Zdrowia. Grudzień 2016 r. http://www.healthyire land.ie/

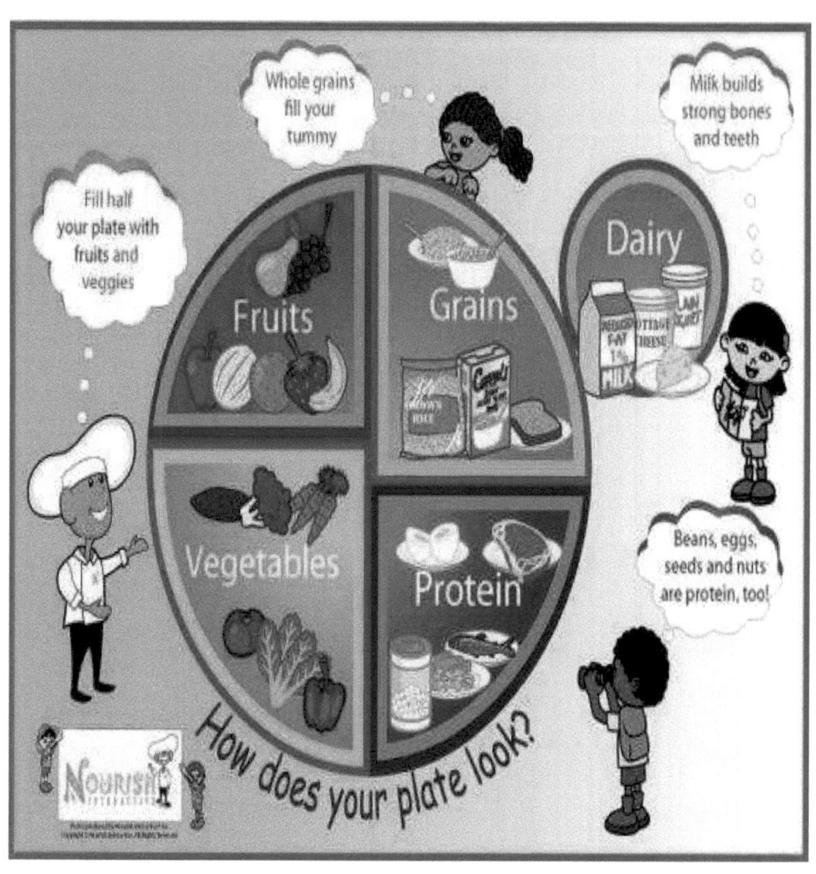

Zdrowa żywność dla dzieci
Jak twoja odznaka? http://www.foodpyramid.com/myplate/for- kidss/
#myplate #healthykids #dietaryguidelines #choosemyplate

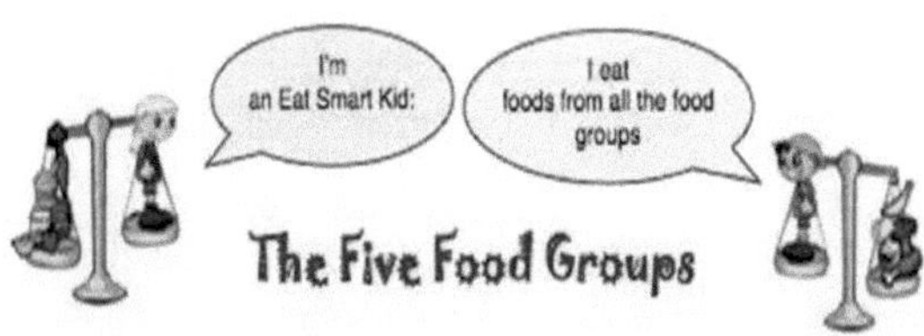

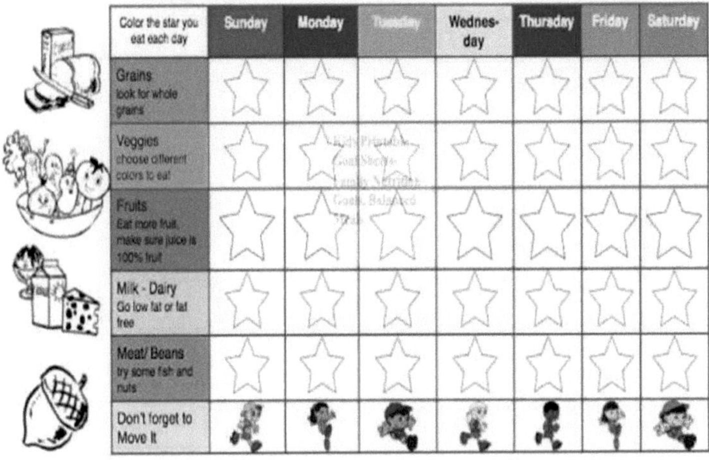

Color the star you eat each day	Sunday	Monday	Tuesday	Wednes-day	Thursday	Friday	Saturday
Grains look for whole grains							
Veggies choose different colors to eat							
Fruits Eat more fruit, make sure juice is 100% fruit							
Milk - Dairy Go low fat or fat free							
Meat/ Beans try some fish and nuts							
Don't forget to Move It							

Free online nutrition games, fun activities and parent and child nutritional tools. For more, go to ChefSolus.com

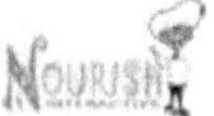

Łatwe narzędzie (stół) dla matek, opiekunów, tak aby wszystkie składniki żywności były zawarte w posiłku dziecka.

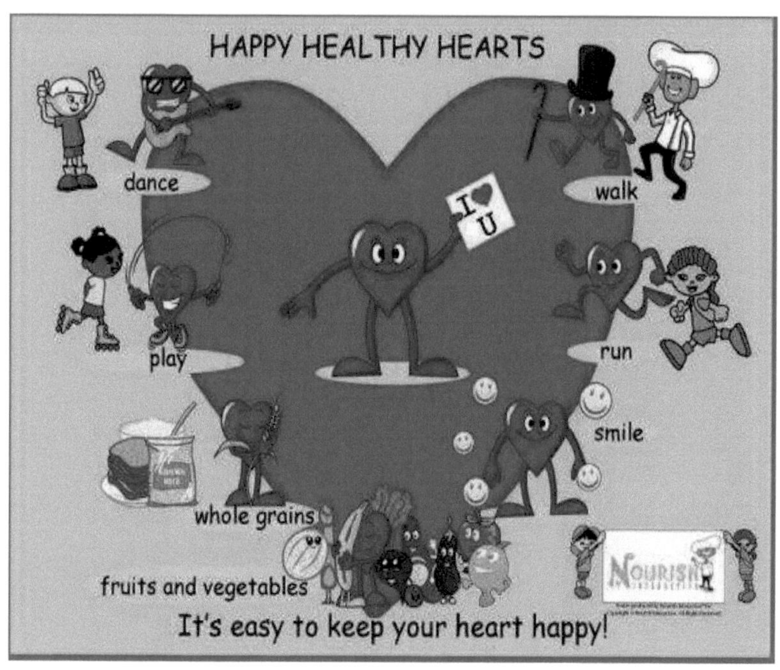

Zdrowa dieta dla

dzieci, zdrowe i

szczęśliwe serce!

http://www.foodpyramid.com/myplate/forkids/ # Zdrowe dzieci #Zdrowe serce #

Referencje

1. ***Abbot Jorge A, Roman B. et al (2010).*** Żywienie parenteralne. *Podręcznik apoyo a la nutricion pediátrica.* Charlottesville: Szpital Dziecięcy Uniwersytetu Virginii.
2. ***Aida Malek Mahdavi, Alireza Ostadrahimi i Abdolrasool Safaiyan, (2010).*** Globalna subiektywna ocena stanu odżywienia dzieci. Blackwell Publishing Ltd Maternal *and Child* Nutrition, str. 374-381.
3. ***American Heart Association (AHA) (2017). Pobrane z zaleceń*** żywieniowych dla zdrowych dzieci: http://www. heart.org/HEARTORG/HeartorG/HealthyLiving/Dietary-Recommendations- for-Healthy-Children_UCM_303886_Article.jsp#.WZFgO1UjHIU
4. ***American Heart Association. (AHA) (2010). Odzyskaj*** szczególne potrzeby żywieniowe swojego dziecka: https://www.heart.org/idc/groups/heart public/@wcm/@hcm/documents/downloadable/ucm_317608.pdf
5. ***Anan. i inni (2014).*** *Nanatha* ***Child Malnutrition Survey*** *2012.* Uzyskane ze strony internetowej Kliniki Anan. http://www.ananclinica.com/.
6. ***Załącznik. i in. (2009). Aneja*** RK. Cynk: Cynk jest kotem *wszystkich zawodów, mistrzem niczego.* Kryteria opieki medycznej Pediatria.
7. ***Anestezjologia Aktualności (2017)*** Karmienie pacjentów na Oddziale Intensywnej Terapii Pediatrycznej (PICU) Uzyskane z http://www.anesthesiologynews.com.
8. ***Antonio G. Cabrera, Parthak Prodhanb i Adnan T. Bhuttab (2010).*** Wyzwania żywieniowe i wyniki po operacji w przypadku

wrodzonych chorób serca. *Aktualna* opinia *w dziedzinie kardiologii,* 25:88-94

9. ***Arodiwe I, Chinawa J, Ukoha M, Ujunwa F, Adiele D, Obidike E, (2015).*** Stan odżywienia pacjentów z wrodzoną chorobą serca: Load and determinant of malnutrition at the University Hospital of Ituku in Nigeria - Ozalla, Enugu *Pak J Med Sci*;31(5):1140- 1145. doi: http://dx.doi.org/10.12669/pjms.315.6837.
10. ***Barbara Medoff-Coopera i Chitra Ravishankar (2013).*** Odżywianie i rozwój wrodzonej choroby serca: wyzwanie dla dzieci. Poglądy na *Kardiol.* 28:122-129
11. ***Basheir A. Hassan, Ehab A. Albanna , Saed M. Morsy , Ahmed G. Siam , Mona M. Al Shafie , Hosam F. Elsaadany , Hanan S. Sherbiny , Mohamed Shehab i Oswin Grollmuss (2015).*** Status żywieniowy dzieci z nieoperacyjną wrodzoną chorobą serca: doświadczenie Centrum Egipskiego - Wydział Pediatrii, Wydział Medyczny, Uniwersytet w Zagazig, Zagazig, Egipt, Pediatria, Wydział Medyczny, INSERM 999, Uniwersytet Paris-Sud, Orsay, Francja.
Granice w pediatrii | www.frontiersin.org | Tom 3 | Artykuł 53
12. ***Benzecry SG, et al (2008).*** Podejście interdyscyplinarne poprawia stan odżywienia dzieci z chorobami serca. *Odżywianie.*
13. ***Berni Canani, (2014).*** Znaczenie immuno-odżywiania u dzieci. Revista Italiana de *Pediatria.* http://www. ijponline. net/content/40/S1/A40.
14. ***Branson RD, (2004).*** Pomiar zużycia energii. *Praktyka. Kliniczne* odżywianie.
15. ***Cabrera, (2010).*** Wyzwania i wyniki żywieniowe po wrodzonej operacji serca. *Opinie na temat rekonwalescencji serca.*

16. ***Carol Rees Parrish (2011). Karmienie małych serc***: odżywcze implikacje wrodzonej choroby ***serca***. *Gastroenterologia praktyczna.* Wydawca serii

17. ***Carrie Daymont, Ashley Neal, Aaron Prosnitz i Meryl S. Cohen (2013).*** Wzrost u dzieci z wrodzoną chorobą serca, de la Academia Americana *de Pediatría*

18. ***Zamek Y. Claire L., Marcelee Gellatly, Jane Daniel, Robert N. Justo i Kelly Weir (2015).*** Połączenie cynku i kwasu trans retinowego sprzyja ochronie przed zakażeniem Listeria monocytogenes. *Plos Un 10.*

19. ***Cabrera AG, Prodhanb P, Bhuttab AT (2010): Challenges*** and nutritional outcomes after congenital heart surgery *Program nauczania OpinCardiol Curriculum.*

20. ***CDC. Centra Kontroli i Zapobiegania Chorobom, Dipartimento americano per la salute e i servizi umani (2017):*** Grafici di crescita per bambini con sindrome di Down. https://www.cdc.gov/ncbddd/ birthdefects/ downsyndrome/growth-charts.html. Consulté sur https:// www.cdc.gov/ncbddd/birthdefects/downsyndrome/growth-charts.html

21. ***Philadelphia Children's Hospital. (2017): Uzyskane*** z http://www.chop.edu/treatments/extracorporeal-membrane-oxygenation-ecmo

22. ***Chow, Ching Kuang (2001):*** Kwasy tłuszczowe w żywności i ich konsekwencje zdrowotne. Nova Iorque: *Routledge Publishing.* OCLC 25508943.

23. ***Claire L. Costello, Marcelee Gellatly, Jane Daniel, Robert N. Justo et Kelly Weir et al (2015) :*** Ograniczenie wzrostu u niemowląt i dzieci z wrodzoną chorobą serca, Oddziały Żywienia, Dietetyki i Patologii Mowy, Queensland Children's Heart Service, Szpital Matek i Dzieci, Oddział Patologii Mowy, Królewski Szpital Dziecięcy,

Oddział Pediatrii i Zdrowia Dziecka, Queensland Children's Medical Research Institute, Uniwersytet Queensland, Herston, Queensland, Australia.

24. ***Koran, C. Caldamone, Adzick, et al., (2012): Chirurgia dziecięca***. 7 ed. Teitelbaum, Btaiche, Koran; 2012:179-199.

25. ***KOSMED - Oświadczenie o ochronie prywatności (1996-2017): Fragment*** z dorocznego posiedzenia pediatrycznych Towarzystw Akademickich (PAS) (Baltimore) MD): http://www.bodpod.com/en/news/event-news/item/pediatric-towarzystwa akademickie-spotkanie roczne-baltimore-md-cosmed-booth-15

26. ***David C. Evans i Refaat A. Hegazi (2015):*** Odżywianie u pacjentów OIT: Jeden rozmiar dla wszystkich? *Journal of Parenteral and Enteral Nutrition.* Tom 39 Número 5 Julho 2015 500-501 Towarzystwo Amerykańskie.

27. ***De Santis S (2015): odżywcze klucze*** do modulowania bariery jelitowej *Immunol Borders.*

28. ***De Wit B, Meyer R, Desai A, et al, (2010): Wyzwanie związane z przewidywaniem*** wydatków na energię w spoczynku u dzieci operowanych z powodu wrodzonej choroby serca. *Kryteria* pediatryczne *opieka medyczna*; 11:496-501

29. ***Szpital Dziecięcy Dell (2017): Konsultowany*** w MÉDICO DE TEXAS CENTRAL https://www.dellchildrens.net/services-and-programs/therapy-rehabilitation/ecmo/what-is-ecmo/what-is-ecmo-working-ecmo/

30. ***Dinleyici EC, Kilic Z, Buyukkaragoz B, et*** al ***(2007): Stężenie*** IGF-1, IGFBP-3 i hormonu wzrostu w surowicy krwi u dzieci z wrodzoną chorobą serca: Związek ze stanem odżywienia, sinicą i funkcją lewej

komory. *Neuroendokrynol Lett*;28(3):279-283

31.Donna J Secker y Khursheed N Jeejeebhoy (2007): Globalna subiektywna ocena żywieniowa dla dzieci. *Am J Clinic Nutrición* ;85:1083-
9. Wydrukowano w Stanach Zjednoczonych Ameryki. Amerykańskie Towarzystwo Odżywiania (American Society of Nutrition)

32.El-Zanaty F, Via A (2006): Badanie demograficzne i zdrowotne w Egipcie 2005. Kair: Ministerstwo Zdrowia i Ludności, Krajowa Rada Ludnościowa, El-Zanaty i partnerzy oraz ORC Makro.

33.El-Zanaty F, Via A (2009): Badanie demograficzne i zdrowotne w Egipcie 2008. Kair: Ministerstwo Zdrowia, El-Zanaty e Associati, i Macro International.

34.Enugu Ijeoma Arodiwe, Josephat Chinawa, Fortune Ujunwa, Dabere Adiele, Mildred Ukoha, Egbuna Obidike (2015): Stan odżywienia pacjentów z wrodzoną chorobą serca: Obciążenie i uwarunkowania niedożywienia w szpitalu uniwersyteckim Ituku w Nigerii - Ozalla, *Pak J Med Sci* . Vol. 31 No. 5 www.pjms.com.pk

35.Fraser, B. (2010): obecna i przyszła ***terapia*** prokinetyczna mająca na celu poprawę tolerancji żywienia dojelitowego u pacjentów oddziałów intensywnej terapii. *Kliniczna praktyka żywieniowa.*

36.Pediatric Nutrition Manual (1999), 2e éd. *Aspen Publishers.*

37.Hagau N. (2010). Culcitchi C. Wsparcie żywieniowe u dzieci z wrodzoną chorobą serca. Nutr *Ther Metab*. 28:172-184.

38.Gunstone, Frank. i inni (2007). "Aktualizacja rynku: olej palmowy". Międzynarodowe wiadomości na temat tłuszczów, olejów i materiałów pokrewnych.

39.Hanekamp. (2005). Rutynowe ***żywienie dojelitowe*** u niemowląt z pozaustrojowym dotlenieniem błony śluzowej. Crit Care Med Pediatrics, *Crit Care Med World Fed*. Przestępstwa pediatryczne w sali intensywnej terapii. Coop.

40. ***Harris B., (1919).*** Badanie biometryczne podstawowej szybkości metabolizmu u ludzi.

Carnegie Institution, Washington, Washington.

41. ***Hassan BA, (2015).*** Stan odżywienia dzieci z niechirurgiczną wrodzoną chorobą serca. *Eksperyment egipskiego centrum.* Pediatria frontalna.

42. ***Hagau N& Culcitchi C, (2010).*** Wsparcie żywieniowe dla dzieci z wrodzoną chorobą serca. Nutrition *Ther Metab.* 2010;28:172-184

43. ***Herman R., (2011).*** *Wsparcie żywieniowe u pacjentów chirurgii dziecięcej. Uzyskane z witryny internetowej Surg* Clin North Am: http://dx.doi.org/ 10.1016/j.suc Recenzja. Opublikowany PMID: 21621694

44. ***Hibbeln, Joseph R ; Nieminen, Levi RG ; Blasbalg, Tanya L ; Riggs, Jessica A ; Lands, William EM (2006) :*** "Zdrowe spożycie n-3 i n-6 kwasów tłuszczowych : Szacunki uwzględniające różnorodność świata". *El sitio*

American Journal of Clinical Nutrition. 83 (6 Suplemento) : 1483S-1493S. PMID 16841858.

45. ***Hubschman, (2013).*** Niedożywienie we wrodzonej chorobie serca:. *aby poprawić wyniki.* ICAN.

46. ***Jacobs, (2015).*** Żywienie enteralne, ciężka choroba. *Dieta i odżywianie w intensywnej terapii (Régime alimentaire et nutrition en cas de maladie grave).* Nowy Jork: Springer Science+Business Media.

47. ***Jacobs B, Nadkarni V, Goldstein B, (2013).*** Immodulacja żywieniowa u ciężko chorych dzieci z ostrym uszkodzeniem płuc: wpływ witalności na krążące biomarkery. *Kryteria medycyny* pediatrycznej; 4:e45-56.

48. ***Jeejeebhoy, (2007).*** Subiektywna ocena globalnego żywienia

dzieci. Am J Clin Nutr: American Society of Nutrition.

49. ***Jones NE, (2008).*** Odżywianie farmakologiczne. *Powstał nowy paradygmat.* Opinie na temat prądu Gastroenterolu. 24:215-222.

50. ***Karl Bauer, (2016).*** *Badania pediatryczne.* Uzyskane z http://www.nature.com/pr/journal/v49/n3/full/pr200160a.html

51. ***Kumanyika SK, Obarzanek E, Stettler N, Bell R, Field AE, Fortmann SP, Franklin BA, Gillman MW, Lewis CE, Poston WC 2nd, Stevens J, Hong Y, (2008):*** para o American Heart Association Council on Epidemiology and Prevention, Comité Interdisciplinar de Prevenção. Zapobieganie otyłości populacyjnej: Potrzeba kompleksowej promocji zdrowego żywienia, aktywności fizycznej i równowagi energetycznej: Naukowe oświadczenie American Heart Association Council on Epidemiology and Prevention, Comité Interdisciplinar de Prevenção (dawna grupa ekspertów ds. populacji i profilaktyki) *Circulação*;118:428-464.

52. ***leitch. et al (2000) :*** Growth, nutrition and energy expenditure in paediatric cardiac faliure. *Prog Pediatrician Cardiol.*

53. ***Lichtenstein AH, Appel LJ, Brands M, Carnethon M, Daniels S, Franch HA, Franklin B, Kris-Etherton P, Harris WS, Howard B, Karanja N, Lefevre M, Rudel L, Sacks F, Van Horn L, Winston M, Wylie-Rosett J. :(2006) Review of Diet*** and Lifestyle Recommendations. Una dichiarazione scientifica dell'*American Heart Association Committee on Nutrition. Circulação.*

54. ***Linde LM, Dunn GU, Schireson R, Rasof B: (1967). Wzrost*** u dzieci z wrodzoną chorobą serca. J Pediatr.70:413-9. doi:10.1016/S0022-3476(67)80139-2

55. ***McGrail K.(1997)***: Względy żywieniowe dla niemowląt i dzieci z wrodzoną chorobą serca. Tematyka żywienia klinicznego13(1): 62-68.

56. ***Medoff-Cooper B, Irving SY, Marino BS i inni (2011).*** Zmiana masy ciała u niemowląt z jednokomorowym czynnym sercem: od operacji do wypisu. *Cardiol Young*; 21:136- 144

57. ***Medoff-Cooper B, Ravishankar C (2013).*** Odżywianie i rozwój wrodzonej choroby serca: wyzwanie dla dzieci. Spojrzenie na prąd *kardiolowy;* 28:122-129

58. ***Medycyna z Michigan, Uniwersytet w Michigan, (2017).*** Wrodzona choroba serca. Odzyskane z. http://www.uofmhealth.org/search/site/congenital%20heart%20disease.

59. ***Mifflin MD, St Jeor ST, Hill LA, et al (1990).*** Nowe predykcyjne równanie wydatków na energię w spoczynku u zdrowych osób. *Am J Clin Nutrition;* 51:241-7.

60. ***Miller-Hoover (2003).*** Farmakologia dziecięca i noworodkowa kardiologiczna. *Pielęgniarka pediatryczna.*

61. ***Munoz R, Laussen PC, Palacio G, et al (2000).*** Magnez zjonizowany w pełnej krwi. Różnice w wartościach prawidłowych związane z wiekiem i implikacjami klinicznymi hipomagnezemii zjonizowanej u pacjentów operowanych z powodu wrodzonej choroby serca. *J Thorac Cardiovasc Surg...*

62. ***Natarajan G, Reddy Anne S, Aggarwal S.(2010).*** Żywienie jelitowe niemowląt z wrodzoną chorobą serca. *Neonatologia*; 98:330-336.

63. ***Nemerovski CW, MP Dorsch, Simpson UK i inni (2009). Witamina*** D i choroby sercowo-naczyniowe. Farmakoterapia.

64. ***Natarajan G, Reddy Anne S, Aggarwal S (2010), Żywienie dojelitowe*** dzieci z wrodzoną chorobą serca. *Néonatologie* 98:330-336

65. ***NHLBI , National Heart, Lung and Blood Institute (2011).*** Wrodzone wady serca.

http://www.nhlbi.nih.gov/health/dci/Diseases/chd/chd_what.htm. Uzyskane z www.nhlbi.nih.gov: http://www.nhlbi.nih.gov/health/dci/Diseases/chd/chd_ what.htm

66. ***Norris MK, Hill CS. (1994).*** Problemy żywieniowe u niemowląt i dzieci z wrodzonymi chorobami serca. Klinika pielęgniarska Nord Am. intensywnej terapii;6:153- 163.

67. ***Potrzeby żywieniowe (1994).*** *W CP, Hardin TC, Melnik G (red.): Nutritional Assessment and Support-a Primer, oraz 2. Baltimore: Williams i Wi*

1. ***Okoromah CA, Ekure IT, Lesi FE, Okunowo WO, Tijani BO, Okeiyi JC, (2011). Częstość*** występowania, model i predyktory niedożywienia u dzieci z wrodzoną chorobą serca: obserwacyjne badanie kontrolno-kontrolne przypadków. *Arch Dis Child.* 96(4):354-60. doi:10.1136/adc.2009.176644
2. ***Owens JL, Musa N. (2009).*** Wsparcie żywieniowe po operacji serca noworodka. *Kliniczna praktyka* ***żywieniowa.***
3. ***Özkale M, (2014).*** Zmiany hematologiczne i zmiany w szpiku kostnym u dzieci z niedożywieniem białkowo-energetycznym. *Onkologia krwiaka* dziecięcego.
4. ***Parrish, (2011).*** Karmienie małych serduszek. Implikacje żywieniowe *wrodzonej choroby serca,* GASTROENTEROLOGIA PRAKTYCZNA.
5. ***Pillo-Blocka F, Adatia I, Shareef W, (2004).*** Szybki postęp w kierunku bardziej skoncentrowanej formuły u dzieci po operacji z powodu wrodzonej choroby serca, skrócenie czasu pobytu w szpitalu: randomizowane badanie kliniczne. *J. Pediatrics; 145:761-766.*
6. ***Piyagarnt E. Vichayavilas, Heather E. Skillman y Nancy F. Krebs E.M. da Cruz, (2014).*** Nutrition in Congenital Heart Disease,

(eds.), Challenges, Guidelines and Nutritional Support Paediatric and Congenital Cardiology, Cardiac Surgery and Intensive Care, DOI 10.1007/978-1-4471-4619-3_164, *Springer-Verlag London.*

7. ***Polito A, Thiagarajan RR, Laussen PC, (2008).*** Związek pomiędzy początkowym śród- i pooperacyjnym stężeniem glukozy a ujemnym wynikiem po złożonej, wrodzonej operacji serca. *Cyrkulacja;* 118:2235-2242.

8. ***Rabab HB, M. A. (2008).*** Niedożywienie i stan wzrostu u pacjentów z wrodzoną chorobą serca. *Studia podyplomowe w Iraq Med J.*

9. ***Rabab Ramadan Hassanien, Zeinab Salah Seliem, Sonia Ali El-Saiedi, Wael Ahmed Attia (2007).*** Postępy w zakresie wsparcia żywieniowego w przypadkach pooperacyjnych pediatrycznych chorób serca. Wydział Medycyny. Uniwersytet w Kairze

10. ***Radman M, Mack R, Barnoya J, (2013).*** Wpływ przedoperacyjnego stanu odżywienia na wyniki pooperacyjne dzieci operowanych z powodu wrodzonej choroby serca w San Francisco (UCSF) i w mieście Gwatemala (UNICAR) *J Thorac Cardiovasc Surg.* ***Uzyskane*** na stronie http://dx.doi.org/10.1016/j.

11. ***Ratanachu-Ek S, Pongdara A (2011).*** Stan odżywienia pacjentów pediatrycznych z wrodzoną chorobą serca: przed i po operacji serca. *J Med Assoc Thai* .94(Suppl. 3):S133-7

12. ***Ravussin E, Lillioja S, Anderson TE, (1986).*** Czynniki determinujące 24-godzinne zużycie energii u ludzi. Metody i wyniki przy użyciu komory oddechowej. *J Clinic Invest.*

13. ***Rebecca Mitting, Luise Marino, Duncan Macrae, Nitin Shastri, Rosan Meyer, Nazima Pathan (2015).*** Stan odżywienia i wyniki kliniczne u niemowląt w okresie poporodowym Zrozumienie chirurgii wrodzonej choroby serca, par la Society of Critical Care Medicine et la World Federation of Pediatric Intensive and Critical

Care Societies.

14.Carmen di Scala, Ludovica Leone, Rita Nocerino (2014). Znaczenie immuno-odżywiania u dzieci. 70. Kongres Włoskiego Towarzystwa *Pediatrii,* National Joint Congress SIP, SICuPP, SITIP: Revista Italiana de *Pediatria,* bio med central, www.biomedcentral.com/submit.

15.Roberto Berni Canani, Lorella Paparo, Rosita Aitoro, Yelenia Maddalena, Simona Caprio, Antonio Amoroso, Carmen di Scala, Ludovica Leone, Rita Nocerino (2014). Du 70e congrès de la Société italienne de pédiatrie, *réunion nationale conjointe SIP, SICuPP, SITIP Palerme,* Italie.

16.Surmeli-Onay O, Cindik N, Kinik ST, Ozkan S, Bayraktar N, Tokel K (2011). Wpływ operacji korekcyjnej na stężenie IGF-1 i IGFBP-3 w surowicy oraz na wzrost dzieci z wrodzoną chorobą serca. J Pediatra Endokrynol Metab.24(7-8):483-487

17.USV pharmaceutical corp (2012). Naczelne w badaniach żywieniowych. NOWY JORK.

18.Vaidyanathan B, (2002). Rezultat naprawy komunikacji międzykomorowej w kraju rozwijającym się. *J. Pediatrics.*

19. Varan B, Tokel K, Yilmaz G (1999). Niedożywienie i opóźniony wzrost we wrodzonej chorobie cyjanotycznej i cyjanotycznej serca, z nadciśnieniem płucnym i bez niego. *Arch Dis Child* 81:49-52. doi:10.1136/adc.81.1.49

20.Venugopalan P, Akinbami FO, Al-Hinai KM, Agarwal, AK (2001). Niedożywienie u dzieci z wrodzoną chorobą serca Saudyjskiej *Med J.*; 22(11):964-967.

21.Vetvickova, (2016). Koncepcja immuno-odżywiania. Wydział Patologii Uniwersytetu w Louisville, Louisville, KY, USA.

22.Villasís-Keever MA, Achilles Pineda-Cruz R, Halley-Castillo E,

Alva-Espinosa C, (2001). Częstość występowania i czynniki ryzyka związane z niedożywieniem u dzieci z wrodzoną chorobą serca. *Salud Pública Mex.* 43(4):313-23.

23. ***Waterlow JC, Buzina R, Keller W, Lane JM, Nichaman MZ, Tanner JM (1977)*** Prezentacja i wykorzystanie danych dotyczących wzrostu i wagi do porównania stanu odżywienia grup dzieci poniżej 10 roku życia. Bull Światowej Organizacji Zdrowia.

24. ***Wessner B, (2014).*** Przegląd oceny żywieniowej i wyników klinicznych w pediatrii: *Czy przedoperacyjna ocena żywieniowa ma wpływ na wyniki kliniczne?* Pediatric Surgery Journal.

25. ***Wintergerst KA, Buckingham B, Gandrud L, (2006):*** Association of hypoglycemia, hyperglycemia and glucose variability with morbidity and mortality in the paediatric intensive care unit. Pediatria; 118:173-179.

26. ***Wischmeyer. et al (2009).*** Glutamina. *Sposób działania w przypadku poważnych chorób.* Criteria Care Med.

27. ***De Wit B et al (2010). Wyzwanie polega na*** przewidywaniu wydatków na energię w spoczynku u dzieci poddawanych wrodzonej operacji serca. Opieka pediatryczna nad *zbrodniami* Med 11:496-501

28. ***Światowa Organizacja Zdrowia, WHO (2006).*** Referencyjna grupa badawcza dla wzrostu wieloośrodkowego. WHO normy wzrostu dzieci w oparciu o długość/wysokość, wagę i wiek. *Ustawa o zaopatrzeniu pediatrycznym* 450:76-85.

29. ***Światowa Organizacja Zdrowia, WHO (2006).*** Referencyjna grupa badawcza dla wzrostu wieloośrodkowego. WHO normy wzrostu dzieci w oparciu o długość/wysokość, wagę i wiek. Pediatric Suppl. 450:76-85 Act.

30.Światowa Organizacja Zdrowia, WHO (2017). Globalna baza danych na temat wzrostu i niedożywienia dzieci. *Podsumowanie progów i statystyki.* http://www. who. int/ nutgrowthdb/about/introduction/en/index5.html.

31.Światowa Organizacja Zdrowia, WHO (1995). Stan fizyczny: Zastosowanie i interpretacja antropometrii. WHO Technical Report Series No. 854.

32.Światowa Organizacja Zdrowia, WHO (2017). Wykorzystanie i interpretacja antropometrii - Raport Komitetu Ekspertów WHO. *WHO Technical Report Series* 854. 199

33.WHO (1985). Zapotrzebowanie na energię i białko. Przedstawiciel Techniczny WHO nr 724. B. Schofield WN. Prognoza podstawowego tempa metabolizmu, nowe standardy i rewizja poprzednich prac. *Hum Nutr Clin Nutr* 1985;39c(1s)

الملخص العربي

يعرف األطفال الذين يعانون من في بسرعة عند القلب أقل مجهود

والــــــــذي عضـــــلي يظهر جليا مع الحاالت التي التي تستعد ارء عمليات ارحية. وعليه يصبح الدعم

الغذائي لتقليل حدوث في في العناية المركزة الخاصة ورفع الحالة

الفسيولوجية بتوفير وتحسين الحالةالــــي البحـــث البحـــث هـــذا ويهـــدف الغذائيــــــــة عمل عن تطو مسح مسح.

مجال الدعم الغذائي لألطفال بعد بعد ارء العمليات ارحيـــة

وقد نما اإلدارك ارك حديثاً لدور التغذية في تقليل الوفيات وحدات األطفال المــــــــركزة

فالدالئل تشير إلى إلى التغذية التغذية تحسن وتساعد على ارر األعضاء

بوظائفها وتقلل من تأثير الجوع وتمنع شكل النقص وتدعم الحالة المرضية

للمريض حتى تمكن االستجابة االستجابة للتفاعل كما تقصر مدة ازد الهتمام

بتحديد خطة للدعم الغذائي الغذائي و لذا تم هذا لجميع التي خالل العشر سنوات

الماضية والتي تناولت توضيح الدعم لألطفال بعد بعد ارء الج ارحـــات

تغطى األبحاث مثل معظم معظم الجوانب التغذية التغذية المعوية بالوريد، وما استجد فيما

يتعلق بالدعم مثلـــــة ومـــن لألطفـــــــال ذلك الدعم بالفيتامينات والعناصر النادرة، تستدعى الحالة

لبعض عن طريق بعض العناصر وقـــــد الغذائيـــــــــــة يتم إضافة الدهون المحاليل

على وتعطى وتعطى من

خالل الوريدي مركبـــــات كمـــا البطـــــــيء الجلوتاثيون ل قدرتها على

الكبريت مثال

تحويل حالة التأكسد الخلوية

أدى التقدم في في مجال المصابين الرعاية الطبية الطبية لألطفال المصابين ارض القلب والتشخيص

المبكر في في مرحلتي تجرى ما قبل وما بعد التصحيحية تجرى تجرى الوقت لعالج ، القضاء القضاء أثر

المناسب الوالدة عن على

خلقية CHD على الحالة التغذويـــــــــة

تعتبر اوض القلب لدي DAKWAKWAKA لعيو ب لدي االطفال في معظم الحاالت تحديا للطبيب

المعالج بسبب التداخل التداخل و التفاعل بين العوامل الج و الغذاءيه و االجتماعيه

ادارة . التغذية تتفاوت تفاوتا كليا تبعا لها العيب و و اساسيا خلال اوقات الرعايه ازل العــــــــــالج .
بالتغذيــــــــــــه معقد الطاقه المت ازيده مدخول المخفضه
و استيعاب الكفاءه االستفاده من الحراررريه علي هذا العديد
من الرضع اللجوء الي طرق بديله كالتغذية او التغذية كبداعل
تكميليه على الرعم من ان الهدف النهائى بدء التغذيه هو طريق الفم يؤدي
حدوث بعض المرتبطه بالج الي التاثير على العالج العالج بالتغذيه لرضيع
ام ارض القلـــــــب

نضع دائما فى طليعة طلبية لكن نظط الرعايا جودة الحياه و اسرته
باالضافة الي الطفل للمسار المناسب للنمو الطفــــــــــــال . المصابين بام ارض القلب
الخلقيه غالبا ما يكون متطلبات طاقه طاقه عليه لها و اغلب يعانون من سوء التغذية قوفـــــــــــير . التغذيه
الكافيه يمثل وقديكون يكون صعبا نظرا و
عدم القدرة عالرضاعه عالرضاعه والمشاكل والمشاكل بنقص بنقص االكسجين وضعف كفاءه القلب.
على مقدمي الرعاية الصحية الصحية تعلم تعلم االست ارتيجيات الخاصة الخاصة خملت
والمقابالت التحفيزية. ومن الضروري أن تم إد ارج ارج هذه في الب التعليمية
الخاصة والممرضات والممرضات وأخصائيي علـــــى ويتعيـــــــــن بياألطبــــــــــــاء مقدمي
الرعاية الصحية
إق اررر ب ارمج لقياس ،وحساب مؤشر الكتلة للجسم، لتطبق الكبار من
متلقي خدمة الرعاية. الصــــحية

هذه الد إلى ارسة ، ، ورصد الدالة وتشخيص المنبئات
التغذية باستخدام تعريف الحالة يمكـــــن كمـــــا بــــه تطبيق تطبيق نتائج هذه هذه ارسة على الممارسة
لسوء التغذية أم ارض ارض عند األطفال األطفال أيضا للمساعدة
في صنع السياسات والق ارر واألبحاث هـــــذه من فــــــالغرض المســـــــــــتقبلية الد ارسة ارسة هو تحديد مدى.
انتشار تأخر النمو في الرضع الرضع الذين يعانون من أم ارض العالقة بين
ضعف النمو وصعوبات أم القلب التدخل على النتـــــــــــــــائج

المنهج المتبع في هذه الطفال د ارسة ارب وصفية استباقية وصغار األطفال (من يوم يوم)
واحد حتى سن (ســـــــــنوات 5 الذين يعانون من أم ارض إلج ار ء عملية
ج ارحية فيتـــــم القلـــــــب جمع الخاصة بالقياسات بالقياسات أم ارض ارض

القلب وتشخيصها وصعوبات التغذية التغذية الغذائي كل الحاالت وعددها

50 حاله مصابه و 50 حاالت من االصحاء االطفال ممن لنفس الفئه ينتمون.

معيار المشاركة في البحث

من :العمر 1-يوم واحد حتى سنوات 5

بالقلب مريض :التشخيص 2-

3- ال ي عاني من أم ارض مزمنة أخرى

معايير االستبعاد من المشاركة سيتم

استبعاد من يعاني أم ارض مثل واألم صبغية/و ارثية خلقية نقص المناعة والشذوذات المتالزمية واألم واألم المزمنة العيوب

الخلقية في القلب القلب كما كما يستثني الد الد ارسه أي وخطير يتطلب عالجا حاليًا في المستشفى.

جميع الحاالت المشاركة في في البحث يحتوي يحتوي عليها التالي :

1- فحص دقيق دقيق للتاريخ المرضي

المرضي2- فحص سريري

كامل

3- فحوصات

4- قياسات بشرية

فحوصات5- الدهون معملية للهيموجلوبين واأللبومين ومستوى

الدهون

وقد تمت تمت جدولة النتائج إحصائيًا إحصائيًا وتوضيحها باستخدام الرسوم البيانية.

وقد تمت المناقشة المناقشة في في ضوء النتائج المتاحة حديثًا

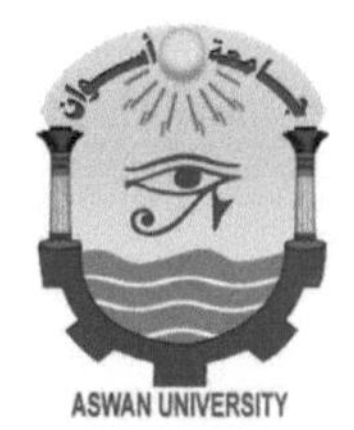

تقييم الغذائية في ألطفال مرضي القلب

تمهيدا للحصول علي الماجستير في ألطفال

مقدمه من الطبية

الء مجدي الدكتور سليمان

بكالوريوس الطب ارحة

تحت إش إش

ألستاذة الدكتورة/ حنان محمد عبد عبد المنعم

أستاذ ورئيس قسم طب ألطفال

كليه الطب

جامعه أسوان

محمد/ محمد بهاء االميرهواري

مدرس طب االطفال

كليه الطب

جامعه أسوان

2016

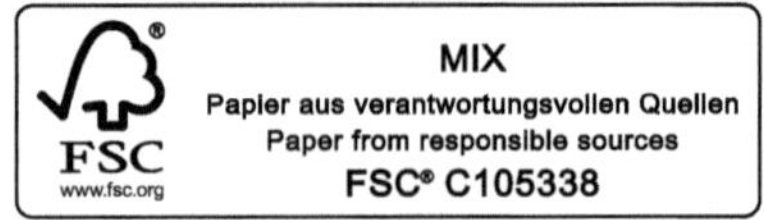

Printed by Books on Demand GmbH, Norderstedt / Germany